Arzneimittelprofile
für die Kitteltasche

Arzneimittel-profile

Wirkstoffbezogene Beratungsempfehlungen für die Pharmazeutische Betreuung

Joachim Framm
Martin Anschütz
Hartmut Derendorf
Dörte Hammersdorfer
Erika Heydel
Anke Mehrwald
Grit Schomacker

Deutscher Apotheker Verlag Stuttgart 1998

Wichtiger Hinweis
Die Erkenntnisse in der Medizin und der Pharmazie unterliegen laufendem Wandel durch Forschung und Erfahrungen. Die Autoren haben große Sorgfalt darauf verwendet, daß die in diesem Werk gemachten Angaben, insbesondere hinsichtlich Anwendung, Dosierung und unerwünschten Wirkungen dem derzeitigen Wissensstand entsprechen. Das entbindet den Benutzer des Werkes nicht von der Verpflichtung, anhand der Packungsbeilagen und Fachinformationen der Präparate zu überprüfen, ob die dort gemachten Angaben von denen in diesem Buch abweichen und seine Empfehlungen in eigener Verantwortung zu treffen.

Die Deutsche Bibliothek – CIP-Einheitsaufnahme

Arzneimittelprofile für die Kitteltasche : wirkstoffbezogene Beratungsempfehlungen für die pharmazeutische Betreuung / Joachim Framm … – Stuttgart : Dt. Apotheker-Verl., 1998
ISBN 3-7692-2140-0

Printed in Germany
Satz: Dörr + Schiller GmbH, Stuttgart
Druck: Hofmann, Schorndorf
Umschlaggestaltung: Atelier Schäfer, Esslingen

Danksagung

Wir danken den Apothekerinnen und Apothekern

Herrn Dr. M. Schulz, Arzneimittelinformationsstelle der ABDA, Eschborn,

Herrn G. Carstens, Frau S. Baltrusch, Frau Th. Mehrtens, Frau S. Rau und Frau A. Ruwe-Wilken, Krankenhausapotheke der Henriettenstiftung, Hannover,

für ihre fördernde Kritik bei der Erarbeitung der Texte.

Wir danken Frau Ulrike Brosius für ihre Hilfe bei der Erstellung der Texte.

Wir danken dem Deutschen Apotheker Verlag für die Unterstützung und die konstruktive Zusammenarbeit.

Die Autoren

Anschriften der Verfasser:

Dr. Joachim Framm, Hirsch-Apotheke, Am Markt 29, 23966 Wismar

Dr. med. Martin Anschütz, Burg-Apotheke, Rathausplatz 20, 37120 Bovenden

Prof. Dr. Hartmut Derendorf, Department of Pharmaceutics, College of Pharmacy, University of Florida, Box J–494, 32610 Gainesville, Florida, USA

Dipl. Pharm. Dörte Hammersdorfer, Schweriner Str. 14, 23970 Wismar

PhR Dr. Erika Heydel, Zentralapotheke der Universität Rostock, E.-Heydemann-Str. 7, 18057 Rostock

Dipl. Pharm. Anke Mehrwald, Neptun-Apotheke, Ahlbeckerstr. 7, 18107 Rostock

Apothekerin Grit Schomacker, Inselstr. 1a, 23970 Wismar

Vorbemerkungen 9

Abschnitt 2

Erläuterungen und Hinweise 11

- Aufbau der Arzneimittelprofile 11
- Piktogramme 13
- Zeichenerklärung bei den Wechselwirkungen 15
- Wichtiger Hinweis 16

Abkürzungen 17

Arzneimittelprofile 21

Literatur 251

Vorbemerkungen

Mit den „Arzneimittelprofilen“ sollen der Apothekerin/dem Apotheker wirkstoffbezogene Empfehlungen für die Patientenberatung zur Verfügung gestellt werden.

Die Anregungen dafür gehen auf den tschechischen Autor V. Smečka zurück, der auch gemeinsam mit O. Neuwirth die verwendeten Arzneimittel-Piktogramme vorgeschlagen hat.

Die Rostocker Piktogrammkarten (H. Feldmeier et al. 1979) und das „Taschenbuch Arzneimittelsicherheit“ (E. Heydel et al. 1983) sind zwei weitere Quellen, denen sich die Autoren besonders verpflichtet fühlen. Im übrigen wurden die Details zu den einzelnen Wirkstoffen vornehmlich den Firmenmitteilungen, der „Roten Liste“ sowie den zur Verfügung stehenden Fachbüchern (s. Literaturverzeichnis) entnommen.

Die Autoren haben sich bei der Auswahl der Informationen von ihrer Erfahrung leiten lassen und in dem Wunsch, ein jederzeit handliches Material zu schaffen, diejenigen Inhalte verwendet, die für die unmittelbare pharmazeutische Beratung des Patienten von Bedeutung erscheinen.

Diese – subjektive – Auswahl wirft einige Probleme auf, weil sie nicht allen Erfahrungen und Datensammlungen anderer Apotheker entspricht. Auch die patientengerechte Interpretation solcher Informationen – vor allem zu den Nebenwirkungen – kann schwierig sein.

Auf jeden Fall gehören die „Arzneimittelprofile“ in die Hand des Apothekers, der es versteht, die ausgewählten Inhalte in geeigneter Weise zu nutzen und dabei die Vielfalt der Situationen berücksichtigt. Es muß ferner betont werden, daß die „Arzneimittelprofile“ für die **Patienteninformation** bestimmt sind. Für die Information gegenüber dem Arzt bzw. für die Erstellung eines therapeutischen Planes durch Arzt oder Apotheker ist die vorliegende Erarbeitung wegen der Abstraktion bei den Dosierungen, Kontraindikationen, Nebenwirkungen und Wechselwirkungen nicht ausreichend geeignet.

Abschließend wird noch einmal darauf hingewiesen, daß die Beratungsprofile eine Auswahl der Arzneimittel-Informationen darstellen und sowohl unvollständig als auch mit anderen Fehlern behaftet sein können. Vollständige Angaben zu den jeweiligen Präparaten sind den Gebrauchsinformationen für Fachkreise zu entnehmen.

Wismar Herbst 1998

Abschnitt 2

Aufbau der Arzneimittelprofile

A. Anwendung.

D. Dosierung. Die Mengenangaben beziehen sich auf erwachsene, normalgewichtige Personen und – falls nicht anders erwähnt – auf die orale Anwendung. Wenn es für den jeweiligen Wirkstoff keine eindeutigen, allgemeinen Dosierungsangaben gibt, sondern anstelle derartiger Angaben eine Vielzahl von Empfehlungen für unterschiedliche Beschwerdebilder, werden diese wegen der angestrebten Übersichtlichkeit des Materials nicht aufgenommen.

H. Hinweise zum Umgang mit dem Arzneimittel.

KI. Kontraindikationen. **Bei verschreibungspflichtigen Arzneimitteln werden – da der Arzt die Risiken bereits einmal überdacht hat – nur Grundkrankheiten bzw. solche Kontraindikationen erwähnt, die aus der Sicht der Autoren für die Patientenberatung des Apothekers von Bedeutung sein können.** Vollständige Angaben zu den Kontraindikationen finden sich in den Gebrauchsinformationen für Fachkreise.

NW. Nebenwirkungen. Es werden solche Nebenwirkungen aufgeführt, die der Selbstbeobachtung zugänglich sind und zugleich häufig (über 10 %) oder gelegentlich (1–10 %) auftreten bzw. seltene (unter 1 %), die der Selbstbeobachtung zugänglich und zugleich von besonderer Bedeutung sind (z. B. zu Therapieabbruch führen müssen). Vollständige Angaben zu den Nebenwirkungen finden sich in den Gebrauchsinformationen für Fachkreise.

WW. Wechselwirkungen. **Es werden lediglich diejenigen Wechselwirkungen aufgeführt, die aus der Sicht der Autoren von besonderer Bedeutung sein können.** Vollständige Angaben zu den Wechselwirkungen finden sich in den Gebrauchsinformationen für Fachkreise.

Piktogramme

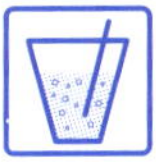

Das Arzneimittel ist mit reichlich Flüssigkeit (einem Glas Wasser) einzunehmen.

Das Arzneimittel ist 1/2 – 1 h vor oder zwischen den Hauptmahlzeiten einzunehmen. Diese Angaben gelten nicht absolut. Bei bestimmten galenischen Zubereitungen kann sich der food effect anders darstellen.

Das Arzneimittel ist zu oder unmittelbar nach einer Hauptmahlzeit einzunehmen. Diese Angaben gelten nicht absolut. Bei bestimmten galenischen Zubereitungen kann sich der food effect anders darstellen.

Das verordnete Dosierungsintervall ist einzuhalten.

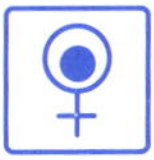

Nicht anwenden in Schwangerschaft und Stillzeit.

Nicht anwenden im 1. Drittel der Schwangerschaft und in der Stillzeit.

Nicht anwenden im 3. Drittel der Schwangerschaft und in der Stillzeit.

Nicht anwenden im 1. und 3. Drittel der Schwangerschaft und in der Stillzeit.

Nicht anwenden im 2. und 3. Drittel der Schwangerschaft und in der Stillzeit.

Alkoholhaltige Getränke können die Wirksamkeit des Arzneimittels beeinträchtigen oder zu Unverträglichkeiten führen.

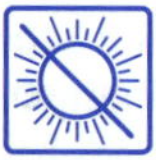

Sonnenlicht bzw. UV-Strahlung sind zu meiden.

Die Fähigkeit zum Führen von Kraftfahrzeugen oder zum Bedienen von Maschinen kann beeinträchtigt werden.

Zeichenerklärung bei den Wechselwirkungen

↑ bedeutet eine Wirkungsverstärkung bzw. eine Erhöhung bestimmter Parameter (z. B. Resorption, Ausscheidung, Toxizität)

↓ bedeutet eine Wirkungsverminderung bzw. eine Verringerung bestimmter Parameter (z. B. Resorption, Ausscheidung, Toxizität)

Kommt es zu einer Wechselwirkung zwischen dem Arzneistoff X, für den das Beratungsprofil erstellt wird (z. B. Nifedipin), und einem zweiten Wirkstoff (Stoff Y), so wird eine Wirkungsverstärkung bzw. -verminderung von Y wie folgt gekennzeichnet:

z. B. **Beratungsprofil für Nifedipin**

WW. Y.↑ bzw. Y.↓

Kommt es zu einer Wechselwirkung zwischen dem Arzneistoff X, für den das Beratungsprofil erstellt wird (z. B. Nifedipin), und einem zweiten Wirkstoff (Stoff Y), so wird eine Wirkungsverstärkung bzw. -verminderung von X (im Beispiel Nifedipin) wie folgt gekennzeichnet:

z. B. **Beratungsprofil für Nifedipin**

WW. Y (N.↑ bzw. N.↓)

Wichtiger Hinweis für die Differenzierung der Informationen

Die blau gedruckten Informationen sollten der Patientin/dem Patienten insbesondere bei Erstanwendung des Arzneimittels vermittelt werden bzw. Bestandteil der Beratung sein.

Die schwarz gedruckten Informationen sollen dem Apotheker im Sinne einer besonderen Aufmerksamkeit oder Kontrolle bei seinen Patientengesprächen von Nutzen sein.

Abkürzungen

A.	Anwendung
Aer.	Aerosole
allerg.	allergisch
allgem.	allgemein
AM	Arzneimittel
Ant.	Antagonist
ärztl.	ärztlich
AS	Augensalbe
AT	Augentropfen
b.	bei
bes.	besonders
Beschw.	Beschwerden
BTA	Brausetabletten
Btl.	Beutel
Cr.	Creme
chron.	chronisch
d	Tag
D.	Dosierung
DA	Dosieraerosol
Dos.	Dosis
Drg.	Dragees
ED	Einzeldosis
Erkr.	Erkrankungen
Erw.	Erwachsene
Flk.	Flüssigkeit
FTA	Filmtabletten
Funkt.	Funktion

(g)	gelegentlich (1–10 %)
(h)	häufig (> 10 %)
h	Stunde
H.	Hinweise
H/K-Erkr.	Herz-/Kreislauferkrankungen
HWZ	Halbwertszeit
Inh.	Inhalate
i.v.	intravenös
J.	Jahr/Jahre
Jgl.	Jugendliche
Kdr.	Kinder
KG	Körpergewicht
KH	Kohlenhydrate
KHK	Koronare Herzkrankheit
KI.	Kontraindikationen
Kkdr.	Kleinkinder
Komb.	Kombination
Konz.	Konzentration
Kps.	Kapsel
L/N-	Leber-/Nieren-
Lot.	Lotio
Lsg.	Lösung
M	Morbus
MAO	Monoaminooxidase
max.	maximal
M/D-	Magen-/Darm-
mech.	mechanisch
mg	Milligramm
mgl.	möglich

min	Minute
Mon.	Monate
niedermolekul.	niedermolekular
NS	Nasenspray
NSAR	Nichtsteroidale Antirheumatika
NT	Nasentropfen
NW.	Nebenwirkungen
o.	oder
Pat.	Patient
Präp.	Präparate
Reakt.	Reaktionen
REK	Retardkapsel
rel.	relativ
Resorpt.	Resorption
respirator.	respiratorisch
RTA	Retardtablette
s.	siehe
(s)	selten (< 1 %)
s. c.	subcutan
Sgl.	Säuglinge
(ss)	sehr selten (< 0,1 %)
Stör.	Störung
Supp.	Zäpfchen
Susp.	Suspension
syst.	systemisch
systol.	systolisch
Tbl.	Tabletten
TD	Tagesdosis
tgl.	täglich
Th.	Therapie

Tox./tox.	Toxizität/toxisch
Tr.	Tropfen
tricycl.	tricyclische
TTS	Transdermales Therapeutisches System
u.	und
u.w.	und weitere
Vag.-	Vaginal-
vgl.	vergleiche
W.	Wirkung
Wdh.	Wiederholung
Wo.	Woche
WW.	Wechselwirkungen
ZNS	Zentralnervensystem

Arzneimittelprofile

ACARBOSE

Antidiabetikum (Glukosidasehemmer)

A. Regelmäßige Einnahme, mit dem ersten Bissen der Mahlzeit

D. Einschleichend, z. B. 1–2 × tgl. 50 mg, dann Dosis erhöhen auf allgem. 3 × tgl. 100 mg, max. 3 × tgl. 200 mg

H. Vorgeschriebene Diät einhalten; blähende Speisen meiden (NW.↑); bei Unterzuckerung unbedingt Traubenzucker – nicht Haushaltszucker (Saccharose) – zu sich nehmen

KI. Kdr. u. Jgl.; schwere Nierenfunktionsstör.

NW. Blähungen (h), Durchfall u. Bauchschmerzen (h)

WW. Haushaltszucker (Saccharose) steigert Darmbeschw. (Durchfall); Antacida u. Verdauungsenzyme u. Colestyramin (Ac.↓)

ACEMETACIN

NSAR

D. 1–3 × tgl. 30–60 mg

H. Bei starken Schmerzen bes. im Oberbauch und/oder Schwarzfärbung des Stuhls sofort Arzt aufsuchen

KI. Kdr. < 14 J.; M/D-Ulcera

NW. Kopfschmerzen (20–60 %), M/D-Beschw. (20–25 %), Benommenheit (g), Schwindel

WW. Weitere NSAR (NW.↑), orale Antikoagulanzien↑, Methotrexat (Tox.↑), Ciclosporin (Nephrotox.↑), Lithium↑, Glucocorticoide (Risiko M/D-Blutung↑), Diuretika u. Antihypertonika (Blutdruck↑), kaliumsparende Diuretika u. ACE-Hemmer↓ (Hyperkaliämie↑), Sulfonylharnstoff-Antidiabetika↑

Diese Angaben sind nicht vollständig – beachten Sie bitte die Erläuterungen und Hinweise in Abschnitt 2

ACETYLCYSTEIN

Mucolytikum

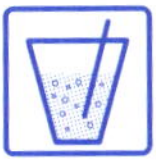

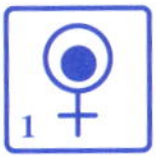

D. 3 × tgl. 200 mg oder 1 × tgl. 600 mg (tagsüber) in der Selbstmedikation bei Erkältungshusten

H. Ohne reichliche Flüssigkeitszufuhr keine expektorierende Wirkung (ca. 2 l/d); orale Antibiotika zur Sicherheit im Abstand von 2 h einnehmen – s. WW.
Vorsicht bei Komb. mit Antitussiva – Gefahr des Sekretstaus

KI. Im ambulanten Bereich Sgl. u. Kdr. < 1 J.

WW. Bei gleichzeitiger oraler Gabe kann ACC Penicilline, Cefalosporine u. Tetracycline (außer Doxycyclin) inaktivieren, daher ist prinzipiell ein Abstand von 2 h sinnvoll, bes. bei Ampicillin, Cefaclor, Cefadroxil, Cefixim u. Cefalexin; Glyceroltrinitrat↑

Diese Angaben sind nicht vollständig – beachten Sie bitte die Erläuterungen und Hinweise in Abschnitt 2

β-ACETYLDIGOXIN

Herzglykosid

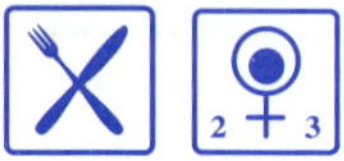

A. In der Erhaltungstherapie regelmäßig und zu den gleichen Tageszeiten einnehmen

D. **Mittelschnelle Aufsättigung:** 2 Tage 0,4–0,6 mg/d
Erhaltungsdosis: 0,2–0,3 mg/d; sorgfältige Dosisüberwachung in d. Schwangerschaft

H. Ärztliche Dosierung einhalten, geringe therapeutische Breite

KI. Vorsicht bei fortgeschrittener Nierenfunktionsstör.

NW. Arrhythmien, Brechreiz, Kopfschmerzen u. Stör. d. Farbsehens (Gelb/Grün-Bereich) sind Zeichen einer Überdosierung (beobachtet bei 5–10 % d. Patienten, bes. > 70 J., obgleich die Wirkstoffkonzentration im Serum im therapeutischen Bereich liegt)

WW. Laxanzien (Anthranoide, Bisacodyl, Natriumpicosulfat) erhöhen die Glykosidempfindlichkeit durch Hypokaliämie; Amiodaron (β-Ac.$\uparrow$), Propafenon (β-Ac.$\uparrow$), Calciumantagonisten vom Nifedipin- o. Verapamiltyp (β-Ac.$\uparrow$), Thiazid- u. Schleifendiuretika (β-Ac.-Tox.$\uparrow$), Colestyramin (β-Ac.$\downarrow$); keine i.v.-Gabe von Calciumpräp.

Diese Angaben sind nicht vollständig – beachten Sie bitte die Erläuterungen und Hinweise in Abschnitt 2

ACETYLSALICYLSÄURE

Analgetikum, Antipyretikum, Thrombozytenaggregations-hemmer

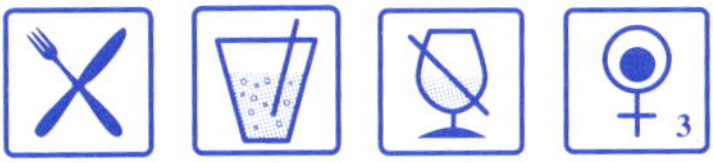

A. Nicht auf nüchternen Magen einnehmen

D. **Als Analgetikum/Antipyretikum:** ED: 500–1000 mg, TD: falls erforderlich bis 3000 mg
Zur Thrombozytenaggregationshemmung: 30–300 mg/d

H. Beim Auftreten von schwarzem Stuhl (Teerstuhl) sofort den Arzt aufsuchen

KI. M/D-Ulcera, hämorrhagische Diathese, schwere L/N-Funktionsstör., Asthma, Kdr. u. Jgl. mit fieberhaften Infekten (cave Reye-Syndrom)

NW. M/D-Beschw. (h)

WW. Antikoagulanzien↑ u. NSAR u. Corticosteroide (Blutungsneigung↑); bei Ac.-Dosen > 1,5 g/d: Sulfonylharnstoff-Antidiabetika↑, Schleifendiuretika↓

Diese Angaben sind nicht vollständig – beachten Sie bitte die Erläuterungen und Hinweise in Abschnitt 2

ACICLOVIR

Virustatikum (syst. Therapie)

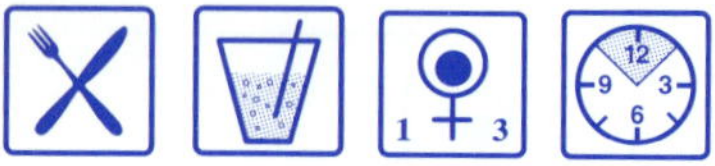

A. Regelmäßig, auch nachts, einnehmen

D. **Herpes simplex-Infektionen d. Haut/Schleimhaut** (z. B. Herpes genitalis): 5 × tgl. 200 mg (5 d o. länger)
Herpes zoster: 5 × tgl. 800 mg (5–7 d)

KI. Vorsicht bei Nierenfunktionsstör.

NW. Abgeschlagenheit, Kopfschmerz, Übelkeit, Durchfall

Diese Angaben sind nicht vollständig – beachten Sie bitte die Erläuterungen und Hinweise in Abschnitt 2

ACICLOVIR

Virustatikum (Anwendung am Auge)

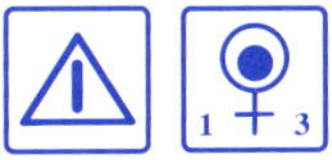

A. Während d. Behandlung auf Tragen von Kontaktlinsen verzichten

D. 5 × tgl. einen 1 cm langen Salbenstrang in d. unteren Bindehautsack einbringen – nach Abheilung Therapie für weitere 3 d fortführen

NW. Augenreizung u. Brennen, Sehstörung durch Lichtbrechung d. fetthaltigen Salbe

Diese Angaben sind nicht vollständig – beachten Sie bitte die Erläuterungen und Hinweise in Abschnitt 2

AESCIN

In Roßkastaniensamen-Extrakt
Antiphlogistikum, Venenmittel

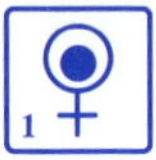

D. **Oral:** 60–150 mg/d, verteilt auf 2–3 ED

NW. M/D-Beschw. (s)

Diese Angaben sind nicht vollständig – beachten Sie bitte die Erläuterungen und Hinweise in Abschnitt 2

ALLOPURINOL

Urikostatikum

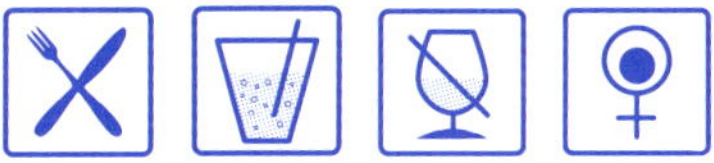

A. Regelmäßige Einnahme

D. 100–300 mg/d

H. Meiden von Innereien, Hülsenfrüchten, geräuchertem Fisch o. gebratenem Fleisch (max. 150 g gekochtes Fleisch/d); Gewicht normalisieren, auf ausreichende körperliche Bewegung achten, viel trinken (bei Harnsäuresteinen: Ausscheidung von mind. 2 l Urin/d)

KI. Arzneiformen zu 300 mg: Kdr. u. Jgl.; cave eingeschränkte Nierenfunktion

NW. In der Einstellungsphase: Gichtanfälle mgl. (da Auflösung v. Harnsäureablagerungen); M/D-Beschw. (g); bei Hautreakt. AM absetzen und Arzt aufsuchen; bei Schwindel (s) – Fahrtauglichkeit beachten

WW. Azathioprin↑, Mercaptopurin↑, orale Antikoagulanzien↑, Theophyllin↑, ACE-Hemmer (Leukopenierisiko↑)

Diese Angaben sind nicht vollständig – beachten Sie bitte die Erläuterungen und Hinweise in Abschnitt 2

ALMASILAT

Antacidum

A. 1–2 h nach den Mahlzeiten u. vor dem Schlafengehen; Tbl. fein zerkauen, Susp. unverdünnt anwenden u. vor Gebrauch schütteln

H. Nicht mit säurehaltigen Getränken, z. B. Obstsäften o. Wein, einnehmen (Aluminium-Aufnahme aus d. Darm↑); Meiden von reizenden, blähenden o. die Obstipation fördernden Speisen, Kaffee, Nicotin u. Streß; Suspension vor Frost geschützt aufbewahren.

KI. Nierenfunktionsstör., Dialysepatienten

NW. Obstipation

WW. Eisenpräp.↓, Gyrasehemmer↓ (z. B. Ofloxacin u. Ciprofloxacin), Tetracycline↓; prinzipiell bei d. Einnahme von weiteren AM 2 h Abstand halten

Diese Angaben sind nicht vollständig – beachten Sie bitte die Erläuterungen und Hinweise in Abschnitt 2

ALUMINIUM-/MAGNESIUM-HYDROXID

Antacidum

A. 1–2 h nach d. Mahlzeiten u. vor dem Schlafengehen; Tbl. gründlich kauen o. lutschen, Susp. unverdünnt anwenden u. vor Gebrauch schütteln

H. Nicht mit säurehaltigen Getränken, z. B. Obstsäften o. Wein, einnehmen (Aluminium-Aufnahme aus d. Darm↑); Meiden von reizenden, blähenden o. die Obstipation fördernden Speisen, Kaffee, Nicotin u. Streß; Suspension vor Frost geschützt aufbewahren

KI. Nierenfunktionsstör., Dialysepatienten

WW. Eisenpräp.↓, Gyrasehemmer↓ (z. B. Ofloxacin u. Ciprofloxacin), Tetracycline↓; prinzipiell bei d. Einnahme von weiteren AM 2 h Abstand halten

Diese Angaben sind nicht vollständig – beachten Sie bitte die Erläuterungen und Hinweise in Abschnitt 2

AMANTADIN

Parkinsonmittel, Virustatikum

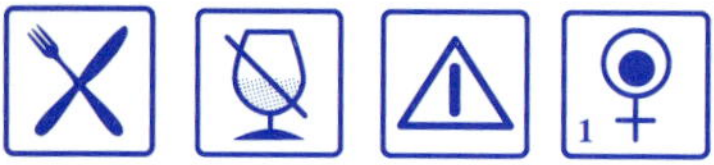

A. Bei Einnahme nach 16 Uhr Einschlafstör. mgl.

D. **Als Parkinsonmittel:** initial 100–200 mg/d, Steigerung bis max. 600 mg/d
Als Virustatikum gegen Influenza-A-Virus: 2 × tgl. 100 mg, möglichst vor oder sofort nach Exposition

H. Als Parkinsonmittel nicht ohne ärztl. Rat absetzen

KI. L/N-Funktionsstör., Verwirrtheitszustände, Psychosen, Epilepsie, Engwinkelglaukom, Blasenentleerungsstör.

NW. M/D-Beschw. (g), zentralnervöse Übererregbarkeit (z. B. Angstzustände, Schlafstör.)

WW. Alkohol (Alkoholtoleranz↓), Sympathomimetika (zentrale W.↑)

Diese Angaben sind nicht vollständig – beachten Sie bitte die Erläuterungen und Hinweise in Abschnitt 2

AMBROXOL

Sektretolytikum

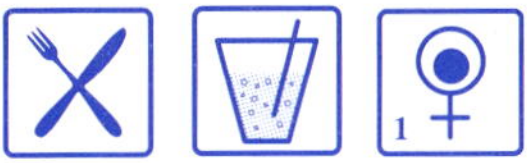

D. **Oral:** 3 × tgl. 30 mg oder 1 × tgl. 75 mg (Retard)
Rektal (Kdr. >5 J.): 2–3 × tgl. 15 mg

H. Ohne reichliche Flüssigkeitszufuhr keine expektorierende W. (ca. 2 l/Tag); Vorsicht bei Komb. mit Antitussiva – Gefahr des Sekretstaus

Diese Angaben sind nicht vollständig – beachten Sie bitte die Erläuterungen und Hinweise in Abschnitt 2

AMITRIPTYLIN

Antidepressivum

D. Ein- und ausschleichende D. erforderlich; ambulant bis 150 mg/d

H. Eintritt der sedierenden W. u. der anticholinergen NW. nach wenigen Tagen, Eintritt der stimmungsaufhellenden W. nach 1–3 Wo.

KI. Erregungsleitungsstör. am Herzen, Komb. mit irreversiblem MAO-Hemmer Tranylcypromin (14 d Behandlungspause), akute Intoxikationen mit zentraldämpfenden AM u. Alkohol, akute Delirien, Engwinkelglaukom

NW. Müdigkeit, Obstipation, Mundtrockenheit, Akkomodationsstör., Blasenentleerungsstör., Herzrhythmusstör.

WW. Alkohol↑ (Amitript.↑), zentraldämpfende AM ↑, Sympathomimetika↑; Clonidin↓, Anticholinergika↑; β-Blocker u. Calciumantagonisten u. Nitrate (verstärkte Blutdrucksenkung); Herzglykoside u. Antiarrhythmika (Gefahr von Rhythmusstör.↑), irreversibler MAO-Hemmer Tranylcypromin (schwere NW.)

Diese Angaben sind nicht vollständig – beachten Sie bitte die Erläuterungen und Hinweise in Abschnitt 2

AMOXICILLIN

Breitbandpenicillin

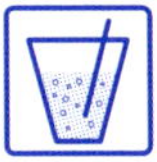

A. Regelmäßige Einnahme, möglichst alle 8 h
Magenempfindliche Patienten können Amoxicillin während oder nach der Mahlzeit einnehmen

D. 3 × tgl. 750–1500 mg, 7 (–10) Tage
Kdr. < 6 J.: 40–100 mg/kg KG/d in 2–4 ED

H. Therapie nicht vorzeitig abbrechen. Susp. ist begrenzt haltbar u. vor Gebrauch zu schütteln

KI. Bekannte Penicillin-Allergie, mögliche Kreuzallergie mit β-Lactamantibiotika (z. B. Cefalosporinen) beachten

NW. Allerg. Reakt. (g) (Exanthem bis Schock) können sofort bei Therapiebeginn u. innerhalb von Tagen bis Wochen während o. nach der Therapie auftreten; bei ersten Anzeichen (meist Hautrötung u. Nesselausschlag gefolgt von Fieber u. Atemnot) Therapie unterbrechen u. sofort Arzt aufsuchen. Nach 8–14 tägiger A. kommt es bei 5–20 % der Pat. zu fleckigem, masernähnlichem Ausschlag. Dieser Ausschlag hat nichts mit einer Penicillinallergie zu tun! M/D-Beschw. (g), bei langanhaltenden, schweren Durchfällen Arzt aufsuchen. Geschmacksveränderungen vorübergehend

WW. Orale Kontrazeptiva↓ (evtl. zusätzliche Verhütungsmittel anwenden); Tetracycline u. Makrolidantibiotika u. Chloramphenicol u. Sulfonamide (antagonistischer Effekt); Digoxin↑

Diese Angaben sind nicht vollständig – beachten Sie bitte die Erläuterungen und Hinweise in Abschnitt 2

ASTEMIZOL

Antihistaminikum

D. 1 × tgl. 10 mg

KI. Kdr. < 2 J. (Tr.), Kdr. < 6 J. (Tbl.); schwere Leberfunktionsstör., Hypokaliämie, tachykarde Herzrhythmusstör.; Komb. mit Azolantimykotika wie Ketoconazol, Itraconazol, Miconazol; Komb. mit Makrolidantibiotika wie Erythromycin, Josamycin

NW. Leichte Gewichtszunahme bei längerer Einnahme mgl.

WW. Antiarrhythmika u. Terfenadin u. Azolantimykotika – z. B. Ketoconazol u. Itraconazol u. Miconazol – u. Makrolidantibiotika – z. B. Erythromycin u. Josamycin – (Arrhythmie-Risiko↑)

Diese Angaben sind nicht vollständig – beachten Sie bitte die Erläuterungen und Hinweise in Abschnitt 2

ATENOLOL

β-Rezeptorenblocker

A. Regelmäßige Einnahme

D. 25–100 mg/d , ein- und ausschleichende D. erforderlich

H. Nicht ohne ärztl. Rat absetzen! Diabetiker darauf hinweisen, daß die Frühwarnzeichen einer drohenden Unterzuckerung durch Atenolol maskiert werden können. Kontaktlinsenträger informieren, daß die Augen evtl. trockener werden

KI. Asthma, Hypotonie (RR systolisch < 90 mm Hg), Bradykardie (<50/min.), 48–72 h vor d. Geburtstermin u. Stillzeit

NW. In der Einstellungsphase: Müdigkeit (g), Schwindel (g), Kopfschmerzen (g), M/D-Beschw.; kalte Extremitäten, Verschlechterung der Blutfettwerte mgl.

WW. Insulin u. Sulfonylharnstoff-Antidiabetika u. Metformin (Hypoglykämierisiko↑); andere antiarrhythmisch wirksame AM (Reizleitungsstör. u. Minderung der Herzkraft)

Diese Angaben sind nicht vollständig – beachten Sie bitte die Erläuterungen und Hinweise in Abschnitt 2

ATROPINSULFAT

Anticholinergikum, Mydriatikum, Spasmolytikum

D. **Oral:** Erw: bis zu 3 × tgl. 0,25–1 mg
Opht.: 1–3 × tgl. 0,5–1 %ige Zubereitung

H. Vorsicht bei Fieber, Vermeiden von Saunabesuchen o. heißen Bädern

KI. **Oral:** Engwinkelglaukom, Blasenentleerungsstör. mit Restharnbildung z. B. bei Prostataadenom, Tachyarrhythmie, Stenosen im M/D-Trakt
Opht.: Engwinkelglaukom

NW. Mundtrockenheit (h), Obstipation (h), Akkommodationsstör. (h), Blasenentleerungsstör. (h), Tachykardie (h); Wärmestau (g), gerötete u. trockene Haut (g), Sprachstör. (g), Unruhe (g), Erregungszustände (g)
Opht.: Akkommodationsstör., Glaukomauslösung (s)

WW. Antihistaminika u. Neuroleptika u. tri- u. tetracyclische Antidepressiva u. Chinidin u. Amantadin (Verstärkung d. anticholinergen W.)

Diese Angaben sind nicht vollständig – beachten Sie bitte die Erläuterungen und Hinweise in Abschnitt 2

AZATHIOPRIN

Immunsuppressivum

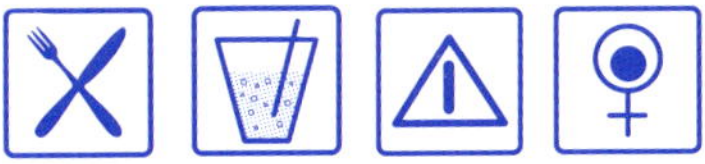

A. Bei Teilung von Tbl. Hautkontakt mit Bruchstelle o. mit Tablettenstaub meiden

D. 70–200 mg/d; bei Organtransplantation bis 350 mg/d

H. Kontrazeption erforderlich: Frauen während d. Therapie, Männer während d. Therapie u. 6 Mon. danach. Während Behandlung keine Impfung mit Lebendimpfstoffen

KI. Schwere Infektion, Blutbildungsstör., schwere L/N-Funktionsstör., Pankreatitis

NW. Übelkeit, Erbrechen, Hautausschlag (h); Infektionskrankheiten mit schwerem Verlauf (h), Blutbildungsstör. (h)

WW. Allopurinol (Azath.-Dos. auf 33–25 % reduzieren), Totimpfstoffe (Immunantwort↓), Lebendimpfstoffe (atypische Reakt.), Trimethoprim/Sulfamethoxazol (Leukopenierisiko↑), ACE-Hemmer (Leukopenierisiko↑)

Diese Angaben sind nicht vollständig – beachten Sie bitte die Erläuterungen und Hinweise in Abschnitt 2

BACLOFEN

Myotonolytikum

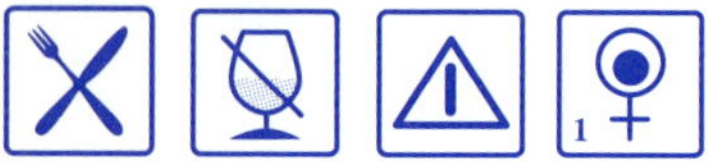

A. Regelmäßige Einnahme

D. Ein- u. ausschleichende D. erforderlich
Initial: 3 × tgl. 5 mg, Steigerung im 3 d-Abstand um 5 mg
Erhaltungsdosis: 30–75 mg/d in 3 ED

H. Bei fehlerhafter Dosisanpassung Sturzgefahr durch abrupten Verlust der Muskelspannung mgl.; Kontrolle der Blutzucker- u. Blutdruckwerte angezeigt. Vorsicht in der Laktationsperiode bei hoher D.

KI. Patienten mit psychischen Erkr. o. Erkr. d. Hirngefäße (z. B. Schlaganfall), M. Parkinson, Epilepsie, M/D-Ulcera, Psychosen, schwere Nierenfunktionsstör.

NW. Schwindel (h), Kopfschmerzen (h), Mundtrokkenheit (h), M/D-Beschw. (h), Obstipation (h), Hypotonie (h); viele NW., vgl. Fachliteratur

WW. Alkohol↑ (B.↑), zentralwirksame AM (Sedierung↑), Antihypertonika↑

Diese Angaben sind nicht vollständig – beachten Sie bitte die Erläuterungen und Hinweise in Abschnitt 2

BECLOMETASON

Halogeniertes Glucocorticoid

A. **Inh.:** Unmittelbar vor dem Essen anwenden o. nach Inh. Mund ausspülen (Soorbefall↓); bei gleichzeitiger Verordnung eines inhalativen β-Sympathomimetikums/Anticholinergikums ist dieses vor B. anzuwenden
DA: Sprühdose vor Gebrauch schütteln; nach Möglichkeit Spacer benutzen (Inh.)

D. Konsequente Einhaltung der ärztl. D. (auch bei Beschwerdefreiheit)

H. Keine Sofortwirkung, Wirkungseintritt erst nach 3 d bis 1 Wo.; Kdr. sollten nur unter Aufsicht von Erw. DA benutzen, DA vor Erwärmung schützen; DA regelmäßig mit warmem Wasser reinigen u. trocknen

KI. In der Selbstmedikation zur kurzzeitigen intranasalen A. bei saisonaler allergischer Rhinitis: Kdr. < 12 J.

NW. Reizungen d. Nasenwege, Husten, schmerzender trockener Hals

Diese Angaben sind nicht vollständig – beachten Sie bitte die Erläuterungen und Hinweise in Abschnitt 2

BENZOYLPEROXID

Keratolytikum, Antiseptikum

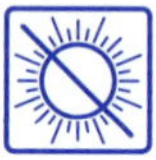

A. Regelmäßig auf die gereinigte Haut auftragen

D. 1–2 × tgl. 2,5–10 %ige Zubereitungen verwenden; Besserung nach etwa 4–10 Wo.

H. Bleichung der Haare und Entfärbung von Textilien möglich! Bei zu starker Reizung und Rötung der Haut Therapie für zwei bis drei Tage aussetzen; 10 %ige Zubereitung nicht im Gesichtsbereich anwenden!

KI. Anwendung auf Schleimhäuten u. im Bereich der Mund-, Nasen- u. Augenwinkel
Cave: Kdr. < 12 J., großflächige Wunden, Atopiker mit trockener u. sebostatischer Haut

NW. In der Einstellungsphase: leichte Hautreizungen.
Austrocknen und leichtes Schälen der Haut ist erwünscht!

WW. Hautreizende Kosmetika, gleichzeitige UV-Bestrahlung (Sonnenbad, Solarium) meiden

Diese Angaben sind nicht vollständig – beachten Sie bitte die Erläuterungen und Hinweise in Abschnitt 2

BETAHISTIN

Antiemetikum

D. 3 × tgl. 6–12 mg bzw. 2 × tgl. 20 mg (Retard) Betahistin-Dimesilat oder 3 × tgl. 8–16 mg Betahistin-Dihydrochlorid

KI. Asthma

NW. Magenbeschw., Kopfschmerzen, Nesselausschlag

WW. Antihistaminika↓ (B.↓)

Diese Angaben sind nicht vollständig – beachten Sie bitte die Erläuterungen und Hinweise in Abschnitt 2

BEZAFIBRAT

Lipidsenker

D. 3 × tgl. 200 mg o. 1 × tgl. 400 mg (Retard), bei Magenempfindlichkeit einschleichende D.

H. Langfristige, regelmäßige Einnahme sowie cholesterinarme Diät erforderlich; bei Muskelschmerzen u. Muskelschwäche Arzt aufsuchen

KI. Schwere L/N-Funktionsstör., Gallenblasenerkr. mit u. ohne Gallensteine

NW. Vorübergehende M/D-Beschw. (g), Hautreakt. (g), Kopfschmerzen u. Schwindel (g), Muskelschmerzen o. Muskelschwäche (s)

WW. Orale Antikoagulanzien↑, Sulfonylharnstoff-Antidiabetika↑, andere Lipidsenker (Myopathie-Risiko↑), Colestyramin (B.↓) – 2 h Abstand halten

Diese Angaben sind nicht vollständig – beachten Sie bitte die Erläuterungen und Hinweise in Abschnitt 2

BIPERIDEN

Anticholinergikum, Parkinsonmittel

D. Einschleichende D., max. 16 mg/d

H. Nicht ohne ärztlichen Rat absetzen. Mißbrauch möglich!

KI. Engwinkelglaukom, Prostataadenom, Stenosen im M/D-Trakt, Tachyarrhythmien

NW. Mundtrockenheit, Sehstör., Obstipation, Harnverhaltung;
(In der Einstellungsphase: Müdigkeit, Benommenheit, Schwindel)
In höheren Dos.: Unruhe, Verwirrtheit

WW. Alkohol↑; Antihistaminika u. Spasmolytika u. Amantadin u. Chinidin u. tri- u. tetracyclische Antidepressiva u. Neuroleptika (anticholinerge W.↑); L-Dopa (Dyskinesien↑), Metoclopramid↓

Diese Angaben sind nicht vollständig – beachten Sie bitte die Erläuterungen und Hinweise in Abschnitt 2

BISACODYL

Laxans

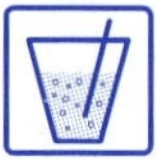

A. Nur kurzfristig anwenden, max. 1 Wo.
Supp.: morgens
Drg.: abends vor dem Schlafengehen

D. **Oral u. rektal:** 1 × 5–10 mg

H. 1 × anwenden, dann 2 Tage Karenz; nicht zusammen mit Milch einnehmen

KI. Kdr. < 2 J.; Darmverschluß, akutentzündliche M/D-Erkr.

NW. Krampfartige Bauchschmerzen (g).
Bei längerdauernder u. hochdosierter A.: Darmträgheit↑, Elektrolytverluste (Stör. d. Herzfunktion, Muskelschwäche)

WW. Milch u. Antacida u. H_2-Blocker u. Protonenpumpenhemmer (gelegentlich Magenunverträglichkeit, da sich magensaftresistent überzogenes Bisacodyl zu früh auflösen und die Magenschleimhaut reizen kann); kaliuretische Diuretika u. Glucocorticoide (Kalium-Verlust↑), Herzglykoside↑

Diese Angaben sind nicht vollständig – beachten Sie bitte die Erläuterungen und Hinweise in Abschnitt 2

BISOPROLOL

β-Rezeptorenblocker

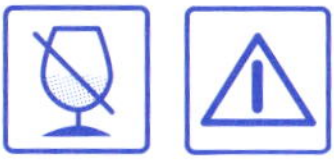

A. Regelmäßige Einnahme, morgens nüchtern o. zum Frühstück

D. 1 × tgl. 2,5–10 mg, ein- u. ausschleichende D.

H. Nicht ohne ärztlichen Rat absetzen! Diabetiker darauf hinweisen, daß die Frühwarnzeichen einer drohenden Unterzuckerung durch Bisoprolol maskiert werden können. Kontaktlinsenträger informieren, daß die Augen evtl. trockener werden

KI. Asthma, Hypotonie (RR systolisch < 90 mm Hg), Bradykardie (< 50/min), 48–72 h vor d. Geburtstermin u. Stillzeit

NW. In der Einstellungsphase: Müdigkeit (g), Schwindel (g), Kopfschmerzen (g), M/D-Beschw.; kalte Extremitäten, Verschlechterung der Blutfettwerte mgl.

WW. Insulin u. Sulfonylharnstoff-Antidiabetika u. Metformin (Hypoglykämierisiko↑); andere antiarrhythmisch wirksame AM (Reizleitungsstör. u. Minderung der Herzkraft)

Diese Angaben sind nicht vollständig – beachten Sie bitte die Erläuterungen und Hinweise in Abschnitt 2

BROMAZEPAM

Tranquilizer

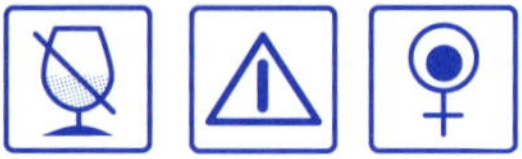

D. 3–6 mg ca. 1 h vor dem Schlafengehen, bei Bedarf zusätzlich 1–2 × tagsüber 1,5–3 mg

H. Überhangeffekte am Morgen nach abendlicher Gabe mgl. Cave: Abhängigkeit, Entzugssyndrom

KI. Kdr. u. Jgl.; AM-, Drogen-, Alkoholabhängigkeit

NW. Müdigkeit (h), Konzentrationsschwäche (h)

WW. Alkohol↑ (B.↑), zentralwirksame AM↑ (auch Dextromethorphan u. Antiallergika, z. B. Diphenhydramin), Cimetidin (B.↑), Muskelrelaxanzien↑

Diese Angaben sind nicht vollständig – beachten Sie bitte die Erläuterungen und Hinweise in Abschnitt 2

BROMHEXIN

Sekretolytikum

 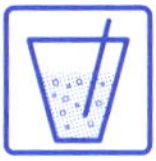

D. 3 × tgl. (8) – 16 mg

H. Ohne reichliche Flüssigkeitszufuhr keine expektorierende W. (ca. 2 l/Tag); Vorsicht bei Komb. mit Antitussiva – Gefahr d. Sekretstaus

Diese Angaben sind nicht vollständig – beachten Sie bitte die Erläuterungen und Hinweise in Abschnitt 2

BUDESONID

Nichthalogeniertes Glucocorticoid

A. **Inh.:** Unmittelbar vor dem Essen anwenden oder nach Inh. Mund ausspülen, evtl. sogar gurgeln (Soorbefall↓); bei gleichzeitiger Verordnung eines inhalativen β-Sympathomimetikums/Anticholinergikums ist dieses vor B. anzuwenden
DA: Sprühdose vor Gebrauch schütteln; nach Möglichkeit Spacer benutzen
NS: vor Gebrauch schütteln

D. **Turbohaler:** Erw.: 2 × tgl. 0,2 (–0,4) mg bis 3–4 × tgl. 0,4 mg, Kdr.< 12 J.: 2 × tgl. 0,2 mg, max. 0,8 mg/d
DA: 2 × tgl. 0,2 (–0,4) mg
NS: 2 × tgl. 0,2 (–0,4) mg je Nasenloch
konsequente Einhaltung der ärztl. D. (auch bei Beschwerdefreiheit)

H. Keine Sofortwirkung, Wirkungseintritt erst nach 1 Wo. (NS nach wenigen Tagen), Kdr. sollten nur unter Aufsicht v. Erw. DA/NS benutzen, DA vor Erwärmung schützen, Mundstück des DA/Sprührohr des NS regelmäßig mit warmem Wasser reinigen u. trocknen

NW. **Inh.:** Heiserkeit (g)

Diese Angaben sind nicht vollständig – beachten Sie bitte die Erläuterungen und Hinweise in Abschnitt 2

BUFEXAMAC

Antiphlogistikum

A. 1–3 × tgl. auf d. erkrankte Haut auftragen u. einreiben; evtl. Okklusivverband; max. 6 Mon. anwenden

H. Nicht im Augenbereich anwenden!

NW. Austrocknung d. Haut (g), lokale Reizung (Rötung, Brennen, Juckreiz) durch Überempfindlichkeitsreakt. (g). Bei Verschlechterung der Hauterkr. AM absetzen u. Arzt aufsuchen

Diese Angaben sind nicht vollständig – beachten Sie bitte die Erläuterungen und Hinweise in Abschnitt 2

BUTYLSCOPOLAMINIUM-BROMID

Spasmolytikum, Anticholinergikum

D. **Oral:** 10–100 mg/d
Rektal: bis 50 mg/d

KI. Stillzeit, Engwinkelglaukom, Prostataadenom, mechanische Stenosen im M/D-Trakt, Tachyarrhythmie

NW. (s): Mundtrockenheit, Obstipation, Akkomodationsstör., Blasenentleerungsstör., Tachykardie

WW. Sympathomimetika (tachykarde W.↑); Antihistaminika u. Amantadin u. Chinidin u. tri- u. tetracyclische Antidepressiva (anticholinerge W.↑); Metoclopramid↓ (B.↓)

Diese Angaben sind nicht vollständig – beachten Sie bitte die Erläuterungen und Hinweise in Abschnitt 2

CALCIUMANTAGONISTEN

vom Dihydropyridintyp

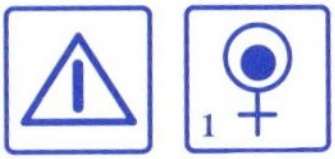

A. Regelmäßige Einnahme

D. Siehe Einzelpräp.

H. Nicht ohne ärztl. Rat absetzen; nicht mit Grapefruitsaft einnehmen

KI. Akuter Herzinfarkt innerhalb der ersten 4 Wo., instabile Angina pectoris, Herzinsuffizienz (NYHA III u. IV), Hypotonie (systolisch < 90 mm Hg)

NW. Flush (Gesichtsrötung mit Wärmegefühl) (h), Erythem (Hautrötung mit Wärmegefühl) (h), Kopfschmerzen (h), Schwindel (g), Knöchelödeme (g), Tachykardie (g), Parästhesien (g)

WW. Cimetidin (Ca.-Ant.↑), Digoxin↑; Diuretika u. β-Blocker u. Nitropräp. u. Molsidomin (verstärkte Blutdrucksenkung); Ciclosporin (Ca.-Ant.-Plasma-Konz.↑), Rifampicin (Plasma-Konz.↓)

Diese Angaben sind nicht vollständig – beachten Sie bitte die Erläuterungen und Hinweise in Abschnitt 2

CALCIUMLACTOGLUCONAT, -CARBONAT

Mineralstoff

D. 2–4 × tgl. 500 mg

H. Patienten, die zur Bildung von Steinen in den ableitenden Harnwegen neigen, wird reichliche Flüssigkeitsaufnahme empfohlen

KI. Nierenkalksteine, erhöhter Blut-Calcium-spiegel, schwere Nierenfunktionsstör., schwere Hypercalciurie

WW. Fluorid-Präp.↓ u. Tetracycline↓ (C.-Resorpt.↓) – 3 h Abstand halten; Vitamin-D (C.-Resorpt.↑), Herzglykoside (Risiko v. Herzarrhythmien bei i.v.-Gabe von Calcium)

Diese Angaben sind nicht vollständig – beachten Sie bitte die Erläuterungen und Hinweise in Abschnitt 2

CAPTOPRIL

Antihypertonikum, ACE-Hemmer

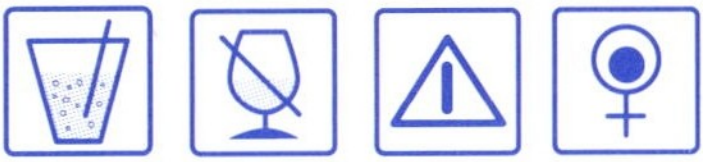

A. Regelmäßige Einnahme

D. Häufig initial 2–3 × tgl. 6,25 mg, Steigerung auf 3 × tgl. 25 mg; max. 150 mg/d; vorsichtige, einschleichende D. bei Patienten unter Diuretikatherapie (Gefahr übermäßiger Blutdrucksenkung)

H. Kein ASS zur Schmerztherapie in der Selbstmedikation empfehlen; nicht ohne ärztlichen Rat absetzen

KI. Kdr. < 14 J.; schwere Nierenfunktionsstör., Kardiomyopathie

NW. Trockener Reizhusten (h), Kopfschmerzen, Schwindel, Brustschmerzen, Durchfall, Hautausschlag; Quincke-Ödem im Gesicht (s) – kann lebensbedrohlich sein, ACE-Hemmer sofort absetzen u. Arzt aufsuchen

WW. Alkohol↑, ASS (C.↓), Kalium-Präparate u. kaliumsparende Diuretika (Hyperkaliämie), Antihypertonika (Blutdruck↓), Allopurinol u. Azathioprin (Leukopenierisiko↑), Lithium↑, orale Antidiabetika u. Insulin (Hypoglykämierisiko↑), NSAR (C.↓), Saluretika (C.↑)

Diese Angaben sind nicht vollständig – beachten Sie bitte die Erläuterungen und Hinweise in Abschnitt 2

CARBAMAZEPIN

Antiepileptikum

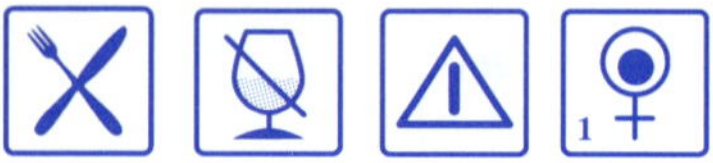

A. Regelmäßige Einnahme

D. Ein- u. ausschleichende D.

KI. Komb. mit irreversiblem MAO-Hemmer Tranylcypromin (14 d Behandlungspause), schwere L/N-Funktionsstör., Überleitungsstör. d. Herzens (AV-Block); zwischen d. 20. u. 40. Schwangerschaftstag sollte die niedrigste anfallskontrollierte Dosis verwendet werden

NW. In der Einstellungsphase: Müdigkeit, Sehstör. (Doppeltsehen), Übelkeit u. Erbrechen; allergische Hautreakt., Fieber, Herzrhythmusstör.

WW. Paracetamol (Tox.↑), orale Kontrazeptiva↓, irreversibler MAO-Hemmer Tranylcypromin, orale Antikoagulanzien↓, Erythromycin (C.↑), Verapamil (C.↑), Diltiazem (C.↑), Cimetidin (C.↑), Fluoxetin (C.↑)

Diese Angaben sind nicht vollständig – beachten Sie bitte die Erläuterungen und Hinweise in Abschnitt 2

CEFACLOR

Cefalosporin

A. Regelmäßige Einnahme, möglichst alle 8 h

D. Allgem. 3 × tgl. 500 mg, max. 4 g/d

H. Therapie nicht vorzeitig abbrechen; gebrauchsfertige Susp. ist begrenzt verwendbar u. vor Gebrauch zu schütteln

KI. Bei Penicillinallergie liegt Risiko, auch gegen C. allergisch zu sein, bei 5–10 %

NW. Allerg. Reakt. (g) können sofort o. innerhalb von Tagen bis Wo. während u. nach C.-Behandlung auftreten; bei ersten Anzeichen (Hautrötung, Nesselausschlag gefolgt von Fieber u. Atembeschw.) Therapie unterbrechen u. sofort Arzt aufsuchen

WW. Acetylcystein (C.↓, 2 h Abstand halten), orale Antikoagulanzien (Blutungsneigung↑), Ciclosporin↑, Colestyramin (Ce.↓)

Diese Angaben sind nicht vollständig – beachten Sie bitte die Erläuterungen und Hinweise in Abschnitt 2

CEFUROXIM

Cefalosporin

A. Regelmäßige Einnahme, möglichst alle 12 h; Tbl. nicht kauen o. teilen (Arzneistoff sehr bitter)

D. Allgem. 2 × tgl. 250–500 mg

H. Therapie nicht vorzeitig abbrechen; gebrauchsfertige Susp. ist begrenzt verwendbar u. vor Gebrauch zu schütteln

KI. Bei Penicillinallergie liegt das Risiko, auch gegen C. allergisch zu sein, bei 5–10 %

NW. Allerg. Reakt. (g) können sofort o. innerhalb von Tagen bis Wo. während u. nach C.-Behandlung auftreten; bei ersten Anzeichen (Hautrötung, Nesselausschlag gefolgt von Fieber u. Atembeschw.) Therapie unterbrechen u. sofort Arzt aufsuchen; M/D-Beschw.

WW. Aminoglykosid-Antibiotika (Nephrotox.↑), hochdosierte Schleifendiuretika (Nephrotox.↑), Ciclosporin↑, Colestyramin (Ce.↓)

Diese Angaben sind nicht vollständig – beachten Sie bitte die Erläuterungen und Hinweise in Abschnitt 2

CETIRIZIN

Antihistaminikum

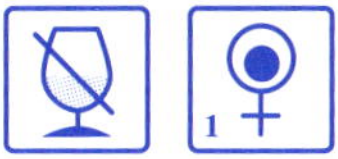

A. Abends einnehmen

D. **Jgl./Erw.:** 1 × tgl. 10 mg
Kdr. 2–12 J.: 5 mg/d (KG < 30 kg), 10 mg/d (KG > 30 kg)

KI. Kdr. < 2 J.; schwere Nierenfunktionsstör.

WW. Alkohol↑, zentraldämpfende AM↑

Diese Angaben sind nicht vollständig – beachten Sie bitte die Erläuterungen und Hinweise in Abschnitt 2

CHLORAMPHENICOL

Antibiotikum

D. 40–80 mg/kg KG/d; Gesamtdosis von 25–30 g/Patient nicht überschreiten

H. Bei Sehstör. AM sofort absetzen u. Arzt informieren. Bei langfristiger A. am Auge auch syst. NW. mgl., weiche Kontaktlinsen erst 15 min nach Applikation wieder einsetzen

KI. Blutbildungsstör., schwere Leberfunktionsstör.

NW. Durchfall, Brechreiz; sehr seltene, aber lebensbedrohliche Blutbildungsstör. (Reserveantibiotikum)

WW. Keine Komb. mit Paracetamol (C.-HWZ$\uparrow$), orale Kontrazeptiva$\downarrow$, Sulfonylharnstoff-Antidiabetika$\uparrow$ (Hypoglykämierisiko$\uparrow$), Phenytoin$\uparrow$, orale Antikoagulantien$\uparrow$ (Blutungsgefahr), Rifampicin (C.-Plasma-Konz.$\downarrow$), Penicilline (antagonistischer Effekt)

Diese Angaben sind nicht vollständig – beachten Sie bitte die Erläuterungen und Hinweise in Abschnitt 2

CHLORDIAZEPOXID

Tranquilizer

D. Max. 60 mg/d, max. 30 mg als ED, ausschleichende D., verlangsamten oxidativen Abbau bei älteren Patienten beachten

H. Langwirksames Benzodiazepin; cave: Abhängigkeit, Entzugssyndrom

KI. Kdr. u. Jgl. (Ausnahmen vgl. Fachliteratur); AM-, Drogen-, Alkoholabhängigkeit

NW. Müdigkeit (h), Schwindel (h)

WW. Alkohol↑ (Ch.↑), Analgetika↑, orale Kontrazeptiva (Ch.↑), Antacida (Verzögerung d. W.-Eintritts), zentralwirksame AM↑ (Ch.↑), Muskelrelaxanzien↑, Cimetidin (Ch.↑), Disulfiram (Ch.↑)

Diese Angaben sind nicht vollständig – beachten Sie bitte die Erläuterungen und Hinweise in Abschnitt 2

CHLORHEXIDIN

Antiseptikum

A. **Lsg:** 1/2 – 1 min gurgeln o. spülen; Gurgellösung nicht herunterschlucken; nicht mit Wasser nachspülen; Konzentrat muß entsprechend verdünnt werden
Gel: morgens u. abends nach dem Essen direkt auf das entzündete Zahnfleisch auftragen

D. 2–3 × tgl. 0,1–0,2 %ige Lsg. bzw. 1 %iges Gel anwenden

H. Therapiedauer bis zu 3 Wo.; nicht ins Auge o. Ohr bringen! Bei Prothesenstomatitis zusätzlich zum Mundspülen 2 × tgl. Prothesen 5 min in die Lsg. legen

NW. Bei längerdauernder A.: vorübergehende Verfärbung d. Zähne u. Zunge, Geschmacksirritationen, schmerzhafte Mundschleimhautentzündung mgl.

Diese Angaben sind nicht vollständig – beachten Sie bitte die Erläuterungen und Hinweise in Abschnitt 2

CHLOROQUIN

Antimalariamittel, Antirheumatikum

D. **Malaria-Prophylaxe**: 1 × 300 mg/Wo. beginnend eine Wo. vor Eintreffen im Malariagebiet u. endend 4 Wo. nach Verlassen d. Gebietes
Malaria-Therapie: bis zu 1500 mg in den ersten 48 h nach Exposition (s. Fachliteratur)

H. In der Malariaprophylaxe nicht mit Mefloquin kombinieren, für Gebiete mit bekannter Chloroquinresistenz wird Komb. mit Proguanil (200 mg/d) als Alternative zu Mefloquin empfohlen

KI. Schwangerschaft (außer zur Malaria-Prophylaxe u. -Therapie), Alkoholabusus, Psoriasis, Leberfunktionsstör., neurologische Erkr., Blutbildungsstör.

NW. M/D-Beschw. (h), Kopfschmerzen (g), bei Dosen > 250 mg/d u. Einnahme > 100 g/Jahr (z. B. bei Rheumatherapie) erhöhte Gefahr einer Augen-/Ohrschädigung

WW. Chloroquin erst 3 d nach letzter Typhus-Oralimpfung einnehmen, Alkohol (Leberschäden), Digoxin↑, Mefloquin (Risiko von Krampfanfällen↑), Halofantrin (Arrhythmierisiko↑), Ciclosporin (Plasma-Konz.↑)

Diese Angaben sind nicht vollständig – beachten Sie bitte die Erläuterungen und Hinweise in Abschnitt 2

CISAPRID

Peristaltikanreger

A. Mindestens 15 min vor dem Essen, bei Bedarf auch zur Nacht einnehmen; Susp. vor Gebrauch schütteln!

D. 3 × tgl. 5–10 mg

KI. Sgl. < 4 Wo. (Susp.), Sgl. u. Kkdr. (Tbl./Btl.); Komb. mit oralen Azol-Antimykotika o. Makrolidantibiotika; M/D-Blutungen, Perforation o. Obstruktion des M/D-Traktes

WW. Paracetamol$\uparrow$; Ketoconazol u. Itraconazol u. Miconazol u. Fluconazol u. Erythromycin u. Clarithromycin u. Troleandomycin u. Josamycin (Arrhythmierisiko$\uparrow$); Benzodiazepine$\uparrow$, H_2-Blocker$\downarrow$ (C.$\uparrow$), orale Antikoagulanzien$\uparrow$, Anticholinergika (C.$\downarrow$)

Diese Angaben sind nicht vollständig – beachten Sie bitte die Erläuterungen und Hinweise in Abschnitt 2

CLARITHROMYCIN

Makrolidantibiotikum

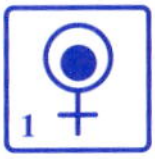
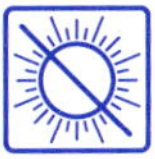

A. Saft vor Gebrauch schütteln, Saft bleibt „körnig“

D. 2 × tgl. 250–500 mg

H. Therapie nicht vorzeitig abbrechen; mgl. Kreuzresistenz mit anderen Makrolidantibiotika beachten

KI. Schwere Leberfunktionsstör.

NW. M/D-Beschw. (h)

WW. Astemizol u. Terfenadin (Herzrhythmusstör.), Theophyllin↑, orale Antikoagulanzien↑, Dihydroergotamin u. Mutterkornalkaloide (Vasokonstriktion↑), Lincomycine↓ (C.↓), Carbamazepin↑, Digoxin↑, Cisaprid↑, Ciclosporin (Plasma-Konz.↑), Penicilline (antagonistischer Effekt)

Diese Angaben sind nicht vollständig – beachten Sie bitte die Erläuterungen und Hinweise in Abschnitt 2

CLEMASTIN

Antihistaminikum

D. 2 × tgl. 1 mg (max. 6 mg/d)
Bei Kindern exakt dosieren (zentrale Erregung möglich)

KI. Engwinkelglaukom, Prostataadenom, stenosierendes Magengeschwür
Gel: nicht auf großflächige, entzündliche Hauterkr.

NW. Sedierung (h), Mundtrockenheit (g)

WW. Alkohol↑ (C.↑), zentraldämpfende AM↑ (C.↑), Anticholinergika u. tricyclische Antidepressiva (Glaukomauslösung mgl.)

Diese Angaben sind nicht vollständig – beachten Sie bitte die Erläuterungen und Hinweise in Abschnitt 2

CLENBUTEROL

β_2-Sympathomimetikum, Broncholytikum

D. 0,04 mg/d (initial ist doppelte Dosis mgl.), verteilt auf 2 ED

H. Kaffeetrinken reduzieren (vgl. WW.). Cave Sportler (C. als Dopingmittel eingestuft; Abusus mgl.)

KI. Schwere Hyperthyreose, tachykarde Arrhythmien, Engwinkelglaukom

NW. (h/g, dosisabhängig u. meistens in der Einstellungsphase): Unruhe, Palpitationen, Tremor; pektanginöse Beschw., Kopfschmerzen

WW. Antidiabetika$\downarrow$; β-Sympathomimetika u. Theophyllin u. Anticholinergika (W. u. NW. von Clenbuterol$\uparrow$); β-Blocker (C.$\downarrow$), Bronchospasmen mgl.), MAO-Hemmer u. tricyclische Antidepressiva (C.-NW.$\uparrow$)

Diese Angaben sind nicht vollständig – beachten Sie bitte die Erläuterungen und Hinweise in Abschnitt 2

CLOBUTINOL

Antitussivum

A. Kurzzeitanwendung bei Reizhusten (5–7 d)

H. Vorsicht bei Komb. mit Sekretolytika – Gefahr des Sekretstaus

KI. Kdr. < 12 J. (Drg.); Nierenfunktionsstör.; Vorsicht bei Husten mit vermehrter Schleimbildung o. anderem Auswurf

NW. Schwindel (s), Schlafstör. (s)

WW. Zentraldämpfende AM↑

Diese Angaben sind nicht vollständig – beachten Sie bitte die Erläuterungen und Hinweise in Abschnitt 2

CLONIDIN

Antihypertonikum, zentrales α_2-Sympathomimetikum

A. Regelmäßige Einnahme

D. **Initial:** 2 × tgl. 0,0375–0,150 mg, Steigerung auf 2–3 × tgl. 0,3 mg mgl., ausschleichende D. erforderlich

H. Nicht ohne ärztlichen Rat absetzen (gefährliche Blutdruckspitzen mgl.)! Kontaktlinsenträger informieren, daß die Augen evtl. trockener werden

KI. Endogene Depressionen, Bradykardie
AT: Hypotonie

NW. Sedierung (h), Mundtrockenheit (h), orthostatische Regulationsstör. (g)

WW. Alkohol u. zentraldämpfende AM (Sedierung↑), Herzglykoside (AV-blockierende W.↑), β-Blocker (NW.↑), tricyclische Antidepressiva (C.↓)

Diese Angaben sind nicht vollständig – beachten Sie bitte die Erläuterungen und Hinweise in Abschnitt 2

CLOTRIMAZOL

Antimykotikum

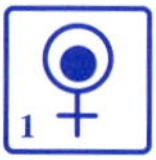

A. **Lokal:** dünn auftragen
Vag.-Tbl./Vag.-Creme: abends tief einführen

D. **Lokal:** 2–3 × tgl., Behandlungsdauer nicht unter 4 Wo.
Vag.-Tbl./Vag.-Creme: 1 × tgl. 100 mg/1 % für 6 d oder 1 × tgl. 200 mg/2 % für 3 d

H. Lösung nicht auf Schleimhäute auftragen, nicht in die Augen gelangen lassen; Applikator bei vaginaler A. im Rahmen der Selbstmedikaton nicht in der Schwangerschaft anwenden; keine Anwendung an der laktierenden Mamma
Vaginale A.: Die Creme in den Kombi-Packungen wird 2–3 × tgl. im äußeren Genitalbereich angewendet.

KI. Vaginale A. in der Selbstmedikation bei Patienten < 18 J. bzw. bei Ersterkrankung

NW. Hautreizungen (g)

WW. Polyenantibiotika (Nystatin) ↓

Diese Angaben sind nicht vollständig – beachten Sie bitte die Erläuterungen und Hinweise in Abschnitt 2

CODEIN

Antitussivum, Analgetikum

A. Als Antitussivum vorzugsweise zur Nacht

D. Berechnet als Codeinphosphat:
Erw: 3–4 × tgl. 15–45 mg, max. 210 mg/d
Kdr. (6–14 J.): 3–4 × tgl. 7,5–15 mg, max. 60 mg/d

H. Vorsicht bei Komb. mit Sekretolytika – Gefahr des Sekretstaus. Abhängigkeitspotential bei längerer u. hochdosierter A.
Als Substitutionsmittel nur in anders nicht behandelbaren Ausnahmefällen zugelassen

KI. Kdr. < 1 J., Krankheitszustände bei denen eine Dämpfung des Atemzentrums vermieden werden muß, z. B. Asthma; Gabe vor der Geburt

NW. In der Einstellungsphase: Übelkeit (h), Erbrechen (h); Obstipation (h), Somnolenz (h), Kopfschmerzen (h)

WW. Alkohol↑ (C.↑), Analgetika ↑, zentraldämpfende AM, z. B. Antihistaminika u. Psychopharmaka (sedierende u. atemdepressive W.↑)

Diese Angaben sind nicht vollständig – beachten Sie bitte die Erläuterungen und Hinweise in Abschnitt 2

COLCHICIN

Gichtmittel

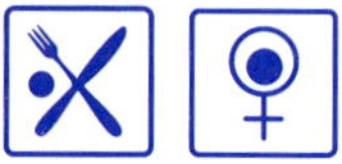

D. **Akuter Gichtanfall:** initial 1mg, danach alle 1–2 h 0,5–1,5 mg, max. 8 mg/d
Anfallsprophylaxe: 0,5–1,5 mg täglich o. jeden 2. Tag, verteilt auf mehrere ED

H. Empfängnisverhütung während u. bis 3 Monate nach Einnahme von C. sicherstellen; bei schweren, choleraähnlichen Durchfällen mit blutigen, schleimigen Stühlen Therapie sofort abbrechen!
Cave: alte u. geschwächte Patienten

KI. Kdr. u. Jgl.; M/D-Erkr., H/K-Erkr., L/N-Funktionsstör.

NW. Durchfälle (h), weitere M/D-Beschw. (h)

WW. Ciclosporin (Plasma-Konz.↑)

Diese Angaben sind nicht vollständig – beachten Sie bitte die Erläuterungen und Hinweise in Abschnitt 2

COTRIMOXAZOL

(Trimethoprim + Sulfamethoxazol 1:5)
Chemotherapeutikum

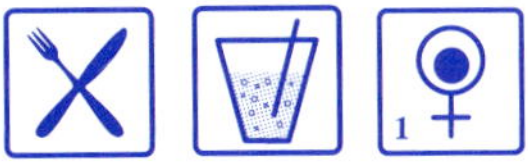

D. **Erw.**: 2 × tgl. 960 mg (160 mg Trimethoprim +800 mg Sulfamethoxazol)
Kdr. 6–12 J.: 2 × tgl. 480 mg
Kdr. 6 Mon. – 5 J.: 2 × tgl. 240 mg

H. Reichliche Flüssigkeitszufuhr bei Entzündungen der ableitenden Harnwege (ca. 2 l/d)

KI. Sgl. < 2 Mon.; L/N-Funktionsstör.

NW. Hautausschlag (h), M/D-Beschw. (g), Blutbildveränderungen

WW. Antacida (Hemmung der Resorption von S.), orale Antikoagulanzien↑, Sulfonylharnstoff-Antidiabetika↑, Phenytoin (Plasma-Konz.↑), Penicilline (antagonist. Effekt), Ciclosporin (Nephrotox.↑)

Diese Angaben sind nicht vollständig – beachten Sie bitte die Erläuterungen und Hinweise in Abschnitt 2

CROMOGLICINSÄURE

Antiallergikum, Mastzellstabilisator

A. **Oral:** vor den Mahlzeiten einnehmen

D. **Inh.:** Erw. u. Kdr. 4 (–8) × tgl. 2 Sprühstöße (zu 1 mg Dinatriumsalz) oder 4 (–8) × tgl. 1 Pulverkapsel o. Brechampulle (20 mg Dinatriumsalz)
NS: 4 × tgl. 1 Sprühstoß (2,8 mg Dinatriumsalz)
AT: 4 × tgl. 1 Tr. (2 % Lsg. Dinatriumsalz)

H. Wirkungseintritt verzögert: 3–4 d (AT u. NT), bis zu 2–4 Wo. (oral bei Nahrungsmittelallergie)
AT: Bei Behandlung keine Kontaktlinsen tragen

KI. **Inh.:** Kdr. < 2 J.; akute asthmatische Anfälle
Oral: Kdr. < 2 Mon.

NW. Leichte Reizung nach Applikation (g), schwere Überempfindlichkeitsreaktionen in Einzelfällen

Diese Angaben sind nicht vollständig – beachten Sie bitte die Erläuterungen und Hinweise in Abschnitt 2

CYCLOPENTOLAT

Anticholinergikum, Mydriatikum

D. **AT:** 0,5–1 %
Therapie: alle 6–8 h 1 Tr.
Diagnostik: 2 × 1 Tr. im Abstand von 5–10 min; bei Sgl., Kkdr. u. vegetativ labilen Personen vorsichtig dosieren

H. Pupillenerweiterung beachten, Sonnenbrille tragen. Systemische W. mgl.; Kontaktlinsen frühestens 15 min nach Applikation von C. wieder einsetzen

KI. Engwinkelglaukom, zerebral geschädigte Kdr., Frühgeburten

NW. Akkommodationsstör., Glaukomauslösung, Kreislauf- u. Orientierungsstör. (s), kurzfristige psychische Veränderungen (s) (bes. bei Kdrn.)

Diese Angaben sind nicht vollständig – beachten Sie bitte die Erläuterungen und Hinweise in Abschnitt 2

CYPROTERON/ ETHINYLESTRADIOL

Antiandrogen/Estrogen

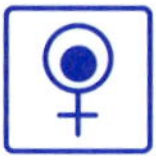 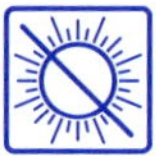

A. Beginn der Einnahme am 1. Tag der Menstruation, nach 21 d wird eine Einnahmepause von 7 d eingehalten, danach Fortsetzung unabhängig davon, ob eine Regelblutung beendet ist oder nicht

D. 1 × tgl. zur gleichen Tageszeit. Wenn Einnahme vergessen wurde, dann innerhalb von 12 h nachholen.
Einnahmefehler, Erbrechen, Durchfall u. die Einnahme weiterer AM (siehe WW.) können die Kontrazeption mindern

H. Absetzen bei erstmaligen migräneartigen o. ungewöhnlich starken Kopfschmerzen, plötzlichen Seh- u. Hörstör., Anzeichen von Venenerkr. o. thromboembolischen Prozessen, Gelbsucht, starkem Blutdruckanstieg, bei Immobilisation nach Unfällen, längerer Bettlägerigkeit o. vor geplanten Operationen sowie bei ungewohnten Oberbauchbeschw. o. Ausbleiben der Regelblutung; sichtbare Erfolge bei Akne o. Hypertrichose erst nach 3–4 Mon.

KI. Raucherinnen > 30 J., Thrombosen, schwere Leberfunktionsstör., schwerer Diabetes, Fettstoffwechselstör., schwere Hypertonie

NW. Spannungsgefühl in den Brüsten (g), Zwischenblutungen (g), Amenorrhoe (g), M/D-Beschw., bräunliche Gesichtsflecken (bei Langzeit-A., begünstigt durch längere Sonnenbäder); viele NW., vgl. Fachliteratur

WW. Barbiturate (C./E.↓), Antiepileptika (z. B. Carbamazepin, Phenytoin, Primidon) (C./E.↓), Antibiotika (z. B. Ampicillin) (C./E.↓), Antidiabetika (Veränderung der KH-Toleranz)

Diese Angaben sind nicht vollständig – beachten Sie bitte die Erläuterungen und Hinweise in Abschnitt 2

DEXTROMETHORPHAN

Antitussivum

D. 3–4 × tgl. 20 mg oder 2 × tgl. 60 mg (Retard)
Therapiedauer max. 3 d

H. Vorsicht bei Komb. mit Sekretolytika – Gefahr des Sekretstaus. Abhängigkeitspotential bei längerer u. hochdosierter A.

KI. Kdr. < 1 J.; Asthma, Leberfunktionsstör., Komb. mit MAO-Hemmern

NW. Müdigkeit, Schwindel, Appetitminderung, M/D-Beschw.

WW. Zentraldämpfende AM$\uparrow$ (De.$\uparrow$), MAO-Hemmer (Erregung, Hyperpyrexie)

Diese Angaben sind nicht vollständig – beachten Sie bitte die Erläuterungen und Hinweise in Abschnitt 2

DIAZEPAM

Tranquilizer

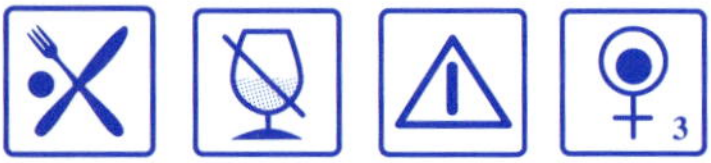

D. **Oral:** 5–15 mg/d, bevorzugt abends
Rektal: 5–10 mg/d

H. Überhangeffekte am Morgen nach abendlicher Gabe mgl. Cave: Abhängigkeit, Entzugssyndrom

KI. Sgl. < 6 Mon., Kdr. u. Jgl. (Ausnahmen vgl. Fachliteratur); AM-, Drogen-, Alkoholabhängigkeit

NW. Müdigkeit (h), Konzentrationsschwäche (h)

WW. Alkohol↑ (Di.↑), zentralwirksame AM↑ (auch Dextromethorphan u. Antiallergika, z. B. Diphenhydramin), Cimetidin (Di.↑), Muskelrelaxanzien↑

Diese Angaben sind nicht vollständig – beachten Sie bitte die Erläuterungen und Hinweise in Abschnitt 2

DICLOFENAC

NSAR

D. **Oral:** 3 × tgl. 50 mg oder 1 × tgl. 150 mg (Retard)
Rektal: 50–150 mg/d
Lokal: nur auf intakte Hautpartien auftragen, Berührung von Augen u. Schleimhäuten vermeiden, bei Venenentzündungen nicht mit Druck einreiben

H. Bei starken Schmerzen bes. im Oberbauch und/oder Schwarzfärbung des Stuhls sofort Arzt aufsuchen.
AT: keine Kontaktlinsen tragen

KI. Kdr. < 14 J.; M/D-Ulcera

NW. Kopfschmerzen (20–60 %), M/D-Ulcera (20–25 %), Benommenheit (g), Schwindel
AT: Verschwommenes Sehen (g)

WW. Weitere NSAR (NW.↑), Methotrexat (Tox.↑), Ciclosporin (Nephrotox.↑), Lithium↑, Glucocorticoide (Risiko M/D-Blutung↑), Diuretika u. Antihypertonika (Blutdruck↑), kaliumsparende Diuretika u. ACE-Hemmer↓ (Hyperkaliämie↑)

Diese Angaben sind nicht vollständig – beachten Sie bitte die Erläuterungen und Hinweise in Abschnitt 2

DIGITOXIN

Herzglykosid

A. In der Erhaltungstherapie regelmäßig und zu den gleichen Tageszeiten einnehmen

D. **Mittelschnelle Aufsättigung**:
3 Tage 0,2–0,3 mg/d
Erhaltungsdosis: 0,05–0,1 mg/d

H. Ärztliche Dosierung einhalten. Geringe therapeutische Breite

KI. Vorsicht bei Leberfunktionsstör.

NW. Arrhythmien, Brechreiz, Kopfschmerzen u. Stör. d. Farbsehens (Gelb/Grün-Bereich) sind Zeichen einer Überdosierung (beobachtet bei 5–10 % der Patienten, bes. > 70 J., obgleich die Wirkstoffkonzentration im Serum im therapeutischen Bereich liegt)

WW. Laxanzien (Anthranoide, Bisacodyl, Natriumpicosulfat) erhöhen die Glykosidempfindlichkeit durch Hypokaliämie, Amiodaron (Di.↑), Propafenon (Di.↑), Calciumantagonisten vom Nifedipin- o. Verapamiltyp (Di.↑), Thiazid- u. Schleifendiuretika (Di.-Tox.↑), Colestyramin (Di.↓); keine i.v.-Gabe von Calciumpräp.

Diese Angaben sind nicht vollständig – beachten Sie bitte die Erläuterungen und Hinweise in Abschnitt 2

DIGOXIN

Herzglykosid

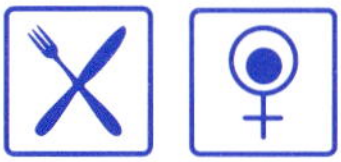

A. In der Erhaltungstherapie regelmäßig und zu den gleichen Tageszeiten einnehmen

D. **Mittelschnelle Aufsättigung:**
2 Tage 0,5–0,75 mg/d
Erhaltungsdosis: 0,25–0,375 mg/d

H. Ärztliche Dosierung einhalten. Geringe therapeutische Breite

KI. Vorsicht bei fortgeschrittener Niereninsuffizienz

NW. Arrhythmien, Brechreiz, Kopfschmerzen u. Stör. d. Farbsehens (Gelb/Grün-Bereich) sind Zeichen einer Überdosierung (beobachtet bei 5–10 % der Patienten, bes. > 70 J., obgleich die Wirkstoffkonzentration im Serum im therapeutischen Bereich liegt)

WW. Laxanzien (Anthranoide, Bisacodyl, Natriumpicosulfat) erhöhen die Glykosidempfindlichkeit durch Hypokaliämie. Amiodaron (Di.↑), Propafenon (Di.↑), Calciumantagonisten vom Nifedipin- o. Verapamiltyp (Di.↑), Thiazid- u. Schleifendiuretika (Di.-Tox.↑), Ciclosporin (Tox.↑), Colestyramin (Di.↓), Rifampicin (Di.↓); keine i.v.-Gabe von Calciumpräp.

Diese Angaben sind nicht vollständig – beachten Sie bitte die Erläuterungen und Hinweise in Abschnitt 2

DIHYDROCODEIN

Antitussivum, Analgetikum

D. **Tbl.:** 1–3 × tgl. 10–40 mg
Retardformen: morgens u. abends je 60–120 mg

H. Vorsicht bei Komb. mit Sekretolytika – Gefahr des Sekretstaus. Abhängigkeitspotential bei längerer u. hochdosierter A.
Als Substitutionsmittel nur in anders nicht behandelbaren Ausnahmefällen zugelassen

KI. Kdr. < 1 J., Kdr. < 14 J. (Retardformen); Krankheitszustände, bei denen eine Dämpfung d. Atemzentrums vermieden werden muß, z. B. Asthma; Gabe vor der Geburt o. drohender Fehlgeburt

NW. In der Einstellungsphase: Übelkeit (h), Erbrechen (h); Obstipation (h), Somnolenz (h), Kopfschmerzen (h)

WW. Alkohol↑ (Di.↑), Analgetika↑, zentraldämpfende AM, z. B. Antihistaminika u. Psychopharmaka (sedierende u. atemdepressive W.↑)

Diese Angaben sind nicht vollständig – beachten Sie bitte die Erläuterungen und Hinweise in Abschnitt 2

DIHYDROERGOTAMIN

Partieller α-Rezeptorenblocker u. -agonist, Antihypotonikum

D. 2 × tgl. 2,5 mg oder 3 × tgl. 2 mg

H. Nach sechsmonatiger A. längere Einnahmepause notwendig, Gefahr d. Ergotismus (große individuelle Empfindlichkeitsunterschiede)

KI. Schwere L/N-Funktionsstör., schwere Koronarinsuffizienz, periphere arterielle Durchblutungsstör.

NW. In der Einstellungsphase: Kopfschmerzen (g) u. Schwindel (g); periphere Mangeldurchblutung, Erbrechen

WW. Makrolid-Antibiotika (Di.↑), Tetracycline (Di.↑), Glyceroltrinitrat (Di.↑), Sumatriptan (Di.↑)

Diese Angaben sind nicht vollständig – beachten Sie bitte die Erläuterungen und Hinweise in Abschnitt 2

DILTIAZEM

Calciumantagonist

A. Regelmäßige Einnahme

D. 2 × tgl. 30–180 mg

H. Nicht ohne ärztl. Rat absetzen

KI. Akuter Herzinfarkt, Herzinsuffizienz (NYHA III – IV); Vorsicht bei Bradykardie (< 50/min) u. bei Hypotonie (systolisch < 90 mmHg)

NW. Kopfschmerzen, Obstipation, Schwindel, Beinödeme (g)

WW. Magnesiumpräp. (Di.↑), Herzglykoside↑, Cimetidin (Di.↑); Antihypertonika – z. B. Diuretika u. β-Blocker u. Nitropräp. u. Molsidomin (verstärkte Blutdrucksenkung); Antiarrhythmika – z. B. β-Blocker u. Amiodaron (AV-Block, Cardiodepression); Ciclosporin (Plasma-Konz.↑), Rifampicin (Di.-Plasma-Konz.↓)

Diese Angaben sind nicht vollständig – beachten Sie bitte die Erläuterungen und Hinweise in Abschnitt 2

DIMENHYDRINAT

Antihistaminikum, Antiemetikum

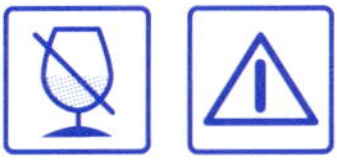

D. **Oral**: 3 × tgl. 50–100 mg o. 2 × tgl. 150 mg (Retard)
Rektal: Erw.: 1–3 × tgl. 150 mg, Kdr. 1–3 J.: 40–80 mg/d, Kdr. 3–6 J.: 80–120 mg/d, Kdr. 6–16 J.: 120–160 mg/d

H. Bei Kdrn. exakt dosieren (zentr. Erregung mgl.) Langzeitanwendung in der Schwangerschaft vermeiden, keine A. kurz vor der Entbindung (vorzeitige Wehenauslösung)

KI. Frühgeborene (Supp.), Kdr. < 6 J. (Tbl.), Kdr. < 10 J. (Retardformen); Epilepsie, Blasenentleerungsstör., Engwinkelglaukom, Komb. mit Aminoglykosid-Antibiotika

NW. Müdigkeit (h), Erregung u. Unruhe (g), M/D-Beschw. u. Obstipation (g)

WW. Alkohol↑ (Di.↑), zentraldämpfende AM↑ (Di.↑), tricyclische Antidepressiva (anticholinerge NW.↑), Antihypertonika↑, Aminoglykosid-Antibiotika (ototox. NW. können verschleiert werden)

Diese Angaben sind nicht vollständig – beachten Sie bitte die Erläuterungen und Hinweise in Abschnitt 2

DIMETICON

Karminativum, Hautschutz

A. **Tbl./Kps.:** Bei Bedarf auch vor dem Schlafengehen einnehmen; Tbl. zerkauen
Spray: Gefährdete Stellen besprühen bis ein geschlossener Film entsteht; Sprühabstand von 15–20 cm einhalten (sonst Kältereizungen der Haut mgl.)

H. **Tbl./Kps.:** Blähendes Gemüse meiden, ballaststoffreiche Kost bevorzugen
Spray: Bei Sgl. Gesicht abdecken

Diese Angaben sind nicht vollständig – beachten Sie bitte die Erläuterungen und Hinweise in Abschnitt 2

DIMETINDEN

Antihistaminikum

D. **Kdr. > 3 J.:** 3 × tgl. 1 mg
Erw.: 3 × tgl. 1–2 mg oder 2 × tgl. 2,5 mg (Retard)

KI. Kdr. < 3 J. (Drg.), Kdr. < 6 J. (Retard); Engwinkelglaukom, Prostataadenom
Gel: A. auf großen o. entzündeten Hautflächen

NW. Mundtrockenheit (g), Müdigkeit (g), Schwindel, Miktionsstör.

WW. Alkohol$\uparrow$ (Di.$\uparrow$), zentraldämpfende AM$\uparrow$ (Di.$\uparrow$), Anticholinergika u. tricyclische Antidepressiva (Glaukomauslösung mgl.)

Diese Angaben sind nicht vollständig – beachten Sie bitte die Erläuterungen und Hinweise in Abschnitt 2

DIPHENHYDRAMIN

Antihistaminikum, Sedativum, Antiemetikum

D. **Hypnotikum:** 15–30 min vor dem Schlafengehen 50 mg o. bei nächtlichem Erwachen 50 mg
Antiemetikum: oral/rektal 1–3 × tgl. 50 mg

H. Cave zentrale Erregung bei Kdrn.

KI. Kdr. < 1 J.; akutes Asthma, Engwinkelglaukom, Prostataadenom

NW. Mundtrockenheit (g), Müdigkeit (g), Schwindel, Miktionsstör. (g)

WW. Alkohol$\uparrow$ (Di.$\uparrow$), zentraldämpfende AM$\uparrow$ (Di.$\uparrow$), Anticholinergika u. tricyclische Antidepressiva (Glaukomauslösung mgl.)

Diese Angaben sind nicht vollständig – beachten Sie bitte die Erläuterungen und Hinweise in Abschnitt 2

DOXAZOSIN

Antihypertonikum (peripherer α_1-Rezeptorenblocker)

A. Bei Neueinstellung/Dosissteigerung o. nach Therapieunterbrechung erste Dosis vor d. Schlafengehen o. nach der Einnahme hinlegen, regelmäßige Einnahme

D. Einschleichend
Initial: 1 × tgl. 1 mg
Erhaltungsdosis: 2–4 mg/d, max. 16 mg/d

H. Nicht ohne ärztlichen Rat absetzen. Blutdruckmessung im Sitzen u. Stehen

KI. Kdr. <12 J.; akuter Myokardinfarkt, Leberfunktionsstör.

NW. Kopfschmerzen, Müdigkeit o. Abgeschlagenheit, Schwindel, orthostatische Dysregulation, Sehstör.(s)

WW. Weitere blutdrucksenkende AM (verstärkter Blutdruckabfall mgl.)

Diese Angaben sind nicht vollständig – beachten Sie bitte die Erläuterungen und Hinweise in Abschnitt 2

DOXEPIN

Antidepressivum

D. Ein- und ausschleichende D. erforderlich; max. 75–150 mg/d, bei Patienten > 60 J. vorsichtig dosieren

H. Antidepressive W. setzt erst nach 2–3 Wo. ein, Sedation und anticholinerge NW. stellen sich sofort ein

KI. Erregungsleitungsstör. am Herzen, Komb. mit irreversiblem MAO-Hemmer Tranylcypromin (14 d Behandlungspause), akute Intoxikationen mit zentraldämpfenden AM u. Alkohol, akute Delirien, Engwinkelglaukom

NW. Müdigkeit, Obstipation, Mundtrockenheit, Akkomodationsstör., Blasenentleerungsstör., Herzrhythmusstör.

WW. Alkohol↑ (Do.↑), zentraldämpfende AM↑, Sympathomimetika↑, Clonidin↓, Anticholinergika↑; β-Blocker u. Calciumantagonisten u. Nitrate (verstärkte Blutdrucksenkung); Herzglykoside u. Antiarrhythmika (Gefahr von Rhythmusstör.↑), irreversibler MAO-Hemmer Tranylcypromin (schwere NW.)

Diese Angaben sind nicht vollständig – beachten Sie bitte die Erläuterungen und Hinweise in Abschnitt 2

DOXYCYCLIN

Tetracyclin

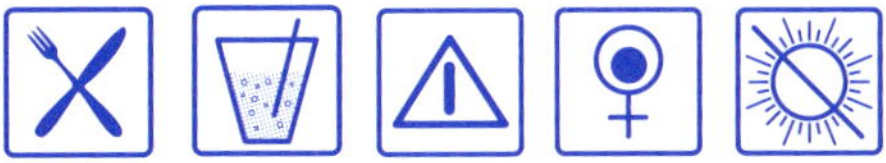

A. Einnahme in aufrechter Haltung (Sitzen o. Stehen), bes. bei großen Kps./Tbl.

D. Allgem. am 1. Tag: 200 mg, ab 2. Tag: 100 mg/d

H. Therapie nicht vorzeitig abbrechen, sondern nur bei schweren u. anhaltenden Durchfällen o. plötzlichen Überempfindlichkeitsreakt. Harnzucker- u. Harneiweißtest können gestört sein

KI. Kdr. < 8 J. o. Kdr. < 50 kg KG; schwere Leberfunktionsstör.

NW. M/D-Beschw., phototoxische Reakt.

WW. Milch u. Milchprodukte u. aluminium-, calcium-, magnesiumhaltige AM u. Antacida u. Eisenpräp. u. medizin. Kohle (Abstand von 2 h einhalten); orale Kontrazeptiva↓, Ciclosporin A (Tox.↑), Sulfonylharnstoff-Antidiabetika↑, orale Antikoagulanzien↑, Barbiturate u. Antiepileptika (Do.↓), Rifampicin

Diese Angaben sind nicht vollständig – beachten Sie bitte die Erläuterungen und Hinweise in Abschnitt 2

DOXYLAMIN

Sedativum (Antihistaminikum)

D. Als Schlafmittel 1/2 –1 h vor dem Schlafengehen 25–50 mg

H. Cave: zentrale Erregung bei Kdrn.

KI. Sgl. < 6 Mon. (Sirup), Kdr. < 20 kg KG (Kps.,Tbl.); Engwinkelglaukom, Prostataadenom

NW. Zentralnervöse Beschw. (Schwindel, Reizbarkeit), M/D-Beschw., Mundtrockenheit, Miktionsbeschw.

WW. Alkohol↑ (Do.↑), zentraldämpfende AM↑ (Do.↑)

Diese Angaben sind nicht vollständig – beachten Sie bitte die Erläuterungen und Hinweise in Abschnitt 2

ECONAZOL

Antimykotikum

A. **Creme/Lotio**: Schütteln u. 2 × tgl. nach dem Waschen kräftig einreiben; bei Nagelinfektion betroffene Nägel kurz schneiden und kräftig einreiben
Spray/Puder: 2–3 × tgl. aus 20 cm Entfernung 1–2 s behandeln
Lsg.: Nach d. Duschen u./o. d. Haarwäsche 3–5 min auf nassem Körper u./o. nasser Kopfhaut einreiben (an 3 aufeinanderfolgenden Tagen); der Schaum soll antrocknen, über Nacht wirken u. am nächsten Morgen ausgespült werden
Ovula: 1 × tgl. abends (1/3/6 Tage) vor dem Schlafengehen, im Liegen tief einführen

D. **Extern:** 1 %
Ovula: 1 × tgl. 50 mg für 6 d oder 1 × tgl. 150 mg für 1 d bzw. 3 d

H. Augen schützen
Cr./Lot./Spray/Puder: Behandlung fortführen bis zur vollständigen Remission der Hautveränderungen bzw. bis ein neuer Nagel nachwächst; bei A. im Genitalbereich kann es wegen der Hilfsstoffe zur Beeinträchtigung der Sicherheit von Kondomen kommen

Diese Angaben sind nicht vollständig – beachten Sie bitte die Erläuterungen und Hinweise in Abschnitt 2

EISEN(II)-SALZE

Mineralstoff

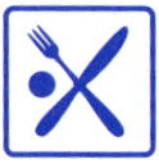
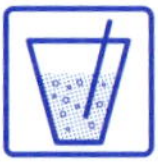

A. Nur bei M/D-Beschw. nach d. Essen einnehmen; bevorzugte Einnahme am Morgen

D. 50–200 mg/d Eisen(II)

H. Vegetarische Kost, schwarzer Tee, Kaffee u. Milch beeinträchtigen d. Eisen-Resorpt.; eine Dunkelfärbung d. Stuhls ist harmlos

KI. Eisenkumulation bzw. -verwertungsstör.

NW. M/D-Beschw. (g), Obstipation (g), Metallgeschmack

WW. Antacida (Eisen↓) u. Tetracycline↓ (Eisen↓) u. Gyrasehemmer↓ u. Colestyramin (Eisen↓) u. Levodopa↓ u. Methyldopa↓ – 2 h Abstand einhalten

Diese Angaben sind nicht vollständig – beachten Sie bitte die Erläuterungen und Hinweise in Abschnitt 2

ESTRADIOL

Estrogen

A. **TTS:** Auf eine saubere, trockene, fettfreie u. unverletzte Hautpartie kleben; Applikation des Pflasters nicht wieder auf die gleiche Hautpartie

D. **Oral:** 1–4 mg/d
TTS: 1 bzw. 2 × wöchentlich 1 Membranpflaster (0,025–0,1 mg/24h); zur Behandlung klimakterischer Beschw. u. zur Osteoporose-Prophylaxe nur unter zyklischer oder gleichzeitiger Gabe von Gestagenen (außer nach Hysterektomie)

H. Absetzen bei erstmaligen migräneartigen o. ungewöhnlich starken Kopfschmerzen, plötzlichen Seh- u. Hörstör., Anzeichen von Venenerkr. o. thromboembolischen Prozessen, Gelbsucht, starkem Blutdruckanstieg, bei Immobilisation nach Unfällen, längerer Bettlägerigkeit o. vor geplanten Operationen; Rauchen erhöht d. Thrombose-Risiko

KI. Thrombosen, schwere Leberfunktionsstör., schwerer Diabetes, Fettstoffwechselstör., schwer einstellbarer Bluthochdruck; maligne, hormonabhängige Tumore

NW. Zwischenblutungen (h), Spannungsgefühl in den Brüsten (g), M/D-Beschw. (g), Kopfschmerzen (g), Pigmentveränderungen (g), Ödeme

WW. Antikoagulanzien↓, Antidiabetika (Veränderung d. KH-Toleranz), Barbiturate (E.↓), Antiepileptika (E.↓), Antibiotika (E.↓)

Diese Angaben sind nicht vollständig – beachten Sie bitte die Erläuterungen und Hinweise in Abschnitt 2

ESTRADIOL/NORETHISTERON

Estrogen/Gestagen-Komb.

A. **TTS:** Auf eine saubere, trockene, fettfreie u. unverletzte Hautpartie kleben, Applikation des Pflasters nicht wieder auf die gleiche Hautpartie

D. **TTS:** 2 Wo. 2 × wöchentl. Estradiol-Membran-Pflaster, danach 2 Wo. 2 × wöchentl. Estradiol/Norethisteron-Membran-Pflaster, unabhängig von Blutungsdauer
Tbl. (Estradiol 2 mg/Norethisteronacetat 1 mg): durchgehend einnehmen

H. Absetzen bei erstmaligen migräneartigen o. ungewöhnlich starken Kopfschmerzen, plötzlichen Seh- u. Hörstör., Anzeichen von Venenerkr. o. thromboembolischen Prozessen, Gelbsucht, starkem Blutdruckanstieg sowie bei Immobilisation nach Unfällen, längerer Bettlägerigkeit o. vor geplanten Operationen; Rauchen erhöht d. Thrombose-Risiko

KI. Thrombosen, schwere Leberfunktionsstör., Diabetes, Fettstoffwechselstör., Hypertonie; maligne, hormonabhängige Tumore

NW. Schmier- u. Durchbruchsblutung (h), Spannungsgefühl in den Brüsten (h), Dysmenorrhoe, Ödeme, M/D-Beschw. (g)

WW. Antikoagulanzien$\downarrow$; Antidiabetika (Veränderung d. KH-Toleranz); Barbiturate (E./N.$\downarrow$); Antiepileptika (z. B. Hydantoine, Primidon, Carbamazepin) (E./N.$\downarrow$); Antibiotika (z. B. Ampicillin, Tetracycline) (E./N.$\downarrow$)

Diese Angaben sind nicht vollständig – beachten Sie bitte die Erläuterungen und Hinweise in Abschnitt 2

ESTRIOL

Estrogen

D. **Oral**: 1 × tgl. 1–4 mg, bei Überschreitung dieser D. oder Verteilung der TD auf zwei oder mehrere Einnahmen ist nach spätestens 3 Mon. für 10–14 d gleichzeitig ein Gestagen anzuwenden (außer nach Hysterektomie)

H. Absetzen bei erstmaligen migräneartigen o. ungewöhnlich starken Kopfschmerzen, plötzlichen Seh- u. Hörstör., Anzeichen von Venenerkr. u. thromboembolischen Prozessen, Gelbsucht, starkem Blutdruckanstieg sowie bei Immobilisation nach Unfällen, längerer Bettlägerigkeit o. vor geplanten Operationen; Rauchen erhöht d. Thrombose-Risiko

KI. Thrombosen, schwere Leberfunktionsstör., Fettstoffwechselstör., Bluthochdruck; maligne, hormonabhängige Tumore

NW. Schmierblutungen (g), Spannungsgefühl in den Brüsten (g), M/D-Beschw. (g), Ödeme (g), Pigmentveränderungen (g), Kopfschmerzen (g)

WW. Antikoagulanzien$\downarrow$, Antidiabetika (Veränderung d. KH-Toleranz), Barbiturate (E.$\downarrow$), Antiepileptika (E.$\downarrow$), Antibiotika (z. B. Ampicillin) (E.$\downarrow$)

Diese Angaben sind nicht vollständig – beachten Sie bitte die Erläuterungen und Hinweise in Abschnitt 2

ETILEFRIN

α, β-Sympathomimetikum, Antihypotonikum

A. Bei Einnahme nach 16 Uhr Einschlafstör. mgl.

D. 3 × tgl. 5–10 mg oder 1–2 × tgl. 25 mg (Retard)

H. In der Selbstmedikation nicht bei Hypertonie anwenden; bei langfristiger Gabe kann es bei mit Antidiabetika eingestellten Diabetikern zur Erhöhung d. Blutzuckerwerte kommen.

KI. Prostatahypertrophie, KHK, Herzrhythmusstör., Hyperthyreose, Engwinkelglaukom; strenge Indikationsstellung im II. u. III. Trimenon der Schwangerschaft

NW. Herzrhythmusstör., Kopfschmerzen, Muskeltremor, Unruhe

WW. Appetitzügler (wechselseitige Toxizitätssteigerung), Antihistaminika (E.↑), α- u. β-Blocker (Blutdruck wird unkontrollierbar), Herzglykoside (Herzrhythmusstör.)

Diese Angaben sind nicht vollständig – beachten Sie bitte die Erläuterungen und Hinweise in Abschnitt 2

FAMCICLOVIR

Virustatikum

D. 2–3 × tgl. 250 mg (regelmäßig alle 8 h einnehmen); Behandlungsdauer von 5 d einhalten; bei eingeschränkter Nierenfunktion Dosis reduzieren

KI. Kdr. u. Jgl.

NW. Kopfschmerz (h), Übelkeit (g), Fieber

Diese Angaben sind nicht vollständig – beachten Sie bitte die Erläuterungen und Hinweise in Abschnitt 2

FAMOTIDIN

Ulcustherapeutikum, H_2-Antagonist

D. **Akuttherapie:** abends 40 mg
Rezidivprophylaxe: abends 20 mg

H. Nicht ohne ärztlichen Rat absetzen, Alkohol und Nikotin meiden

KI. Kdr.< 10 J.

NW. Kopfschmerzen (g), Schwindel (g), M/D-Beschw. (g)

WW. Ketoconazol u. Itraconazol (K.- u. I.-Resorption↓) – 2 h Abstand halten

Diese Angaben sind nicht vollständig – beachten Sie bitte die Erläuterungen und Hinweise in Abschnitt 2

FELODIPIN

Calciumantagonist

A. Regelmäßige Einnahme

D. Morgens 5 mg, frühestens nach 2 Wo. auf morgens 10 mg erhöhen; bei Patienten > 65 J. Therapie mit morgens 2,5 mg beginnen

H. Nicht ohne ärztlichen Rat absetzen; nicht mit Grapefruitsaft einnehmen

KI. Kdr. u. Jgl. < 16 J.; akuter Herzinfarkt innerhalb der ersten 4 Wo., instabile Angina pectoris, Herzinsuffizienz (NYHA III u. IV), Schlaganfall innerhalb der letzten 6 Mon., schwere L/N-Funktionsstör.

NW. Flush (h), Erythem, Kopfschmerz (h), Knöchelödeme (g), Tachykardie (g). Anfängliche Verschlechterung der Angina pectoris mgl.

WW. Cimetidin (F.↑), Herzglykoside↑, Erythromycin (F.↑); Diuretika u. β-Blocker u. Nitropräp. u. Molsidomin (verstärkte Blutdrucksenkung mgl.); Phenobarbital u. Phenytoin u. Carbamazepin (F.↓)

Diese Angaben sind nicht vollständig – beachten Sie bitte die Erläuterungen und Hinweise in Abschnitt 2

FENDILIN

Calciumantagonist

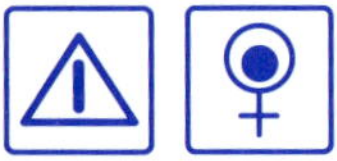

A. Regelmäßige Einnahme

D. 2–3 × tgl. 50–75 mg oder 2 × tgl. 100 mg

KI. Herzinsuffizienz (NYHA III u. IV)

NW. Schwindel, Unruhe, Kopfschmerzen

Diese Angaben sind nicht vollständig – beachten Sie bitte die Erläuterungen und Hinweise in Abschnitt 2

FENOFIBRAT

Lipidsenker

D. 2–3 × tgl. 100 mg oder 1 × tgl. 250 mg (Retard)

H. Langfristige, regelmäßige Einnahme sowie cholesterinarme Diät erforderlich; bei Muskelschmerzen u. Muskelschwäche Arzt aufsuchen

KI. Schwere L/N-Funktionsstör., Gallenblasenerkr. mit u. ohne Gallensteine

NW. Vorübergehende M/D-Beschw. (h), Obstipation (g), Hautreakt., Muskelschmerzen o. Muskelschwäche (s)

WW. Orale Antikoagulanzien↑, Sulfonylharnstoff-Antidiabetika↑, andere Lipidsenker (Myopathie-Risiko↑), Ciclosporin

Diese Angaben sind nicht vollständig – beachten Sie bitte die Erläuterungen und Hinweise in Abschnitt 2

FENOTEROL

Broncholytikum, β_2-Sympathomimetikum

D. **DA:** bei Bedarf 1–2 Hübe, bei nicht ausreichender W. weiterer Hub 5 min später, weitere Hübe frühestens nach 3 h, max. 8 Hübe/d, bei ansteigendem Bedarf ist wegen der Gefahr einer Exazerbation des Asthmas der Arzt aufzusuchen
Oral: 3 × tgl. 2,5 mg (Broncholytikum), 4–8 × tgl. 5 mg (Wehenhemmung)

H. Bei Diabetikern engmaschige Blutzucker-Kontrolle. Kps. sind zum Inhalieren bestimmt. Während der Schwangerschaft inhalative A. als Broncholytikum bevorzugen

KI. Akuter Herzinfarkt, Vorsicht bei schwerer Hyperthyreose

NW. (h)/(g) (dosisabhängig u. meistens in der Einstellungsphase): Unruhe, Palpitationen, Tremor, Tachykardie, Blutzuckersteigerung, -senkung

WW. Antidiabetika↓; β-Sympathomimetika u. Theophyllin u. Anticholinergika (W. u. NW. von Fenoterol↑); β-Blocker (F.↓, Bronchospasmen mgl.), MAO-Hemmer u. tricyclische Antidepressiva (F.-NW.↑)

Diese Angaben sind nicht vollständig – beachten Sie bitte die Erläuterungen und Hinweise in Abschnitt 2

FLUCONAZOL

Antimykotikum

D. 50–400 mg/d

H. Dosis u. Therapiedauer sind vom Arzt konkret festzulegen, sind diese nicht bekannt, ist eine Rückfrage zwingend

KI. Kdr. < 1 J., Vorsicht bei Kdr. u. Jgl. < 16 J.; Komb. mit Astemizol, Cisaprid u. Terfenadin, Leberfunktionsstör.

NW. Kopfschmerzen (h), Hautausschlag (g), Abdominalschmerzen (g)

WW. Ciclosporin A (Tox.↑), Cumarin-Antikoagulanzien↑, Phenytoin↑, Sulfonylharnstoff-Antidiabetika↑; Astemizol u. Cisaprid u. Terfenadin (Herzrhythmusstör.)

Diese Angaben sind nicht vollständig – beachten Sie bitte die Erläuterungen und Hinweise in Abschnitt 2

FLUMETASON

Halogeniertes Glucocorticoid

A. Nur lokale A.; bei Kdrn. nur kurzfristig u. kleinflächig anwenden; nicht am Auge o. auf Schleimhäuten
Lsg.: zunächst 1 Tr., nach Verdunsten d. Lösungsmittels Vorgang 1–2 × wiederholen
Creme/Salbe: dünn auftragen u. leicht einreiben

D. Therapie chron. Erkrankungen ausschleichend beenden

H. **Creme/Salbe**: Bei A. im Genitalbereich kann es wegen der Hilfsstoffe zur Beeinträchtigung der Sicherheit von Kondomen kommen. Bei großflächiger A. in hoher Konz. NW. u. WW. (s. Glucocorticoide) beachten

KI. Infektionen (Bakterien, Viren, Pilze), Vakzinationsreakt.

NW. Nach Langzeit-A.: Hautatrophien, Striae, Teleangiektasien, Steroidakne, Hypertrichosis sowie syst. NW. mgl.

Diese Angaben sind nicht vollständig – beachten Sie bitte die Erläuterungen und Hinweise in Abschnitt 2

FLUNITRAZEPAM

Hypnotikum

D. 0,5–1 mg abends (max. 2 mg)

H. Überhangeffekte am Morgen nach abendlicher Gabe mgl. Cave: Abhängigkeit, Entzugssyndrom

KI. Kdr. u. Jgl. (Ausnahmen vgl. Fachliteratur); AM-, Drogen-, Alkoholabhängigkeit

NW. Müdigkeit (h), Konzentrationsschwäche (h)

WW. Alkohol↑ (F.↑), zentralwirksame AM↑ (auch Dextromethorphan u. Antiallergika, z. B. Diphenhydramin), Cimetidin (F.↑), Muskelrelaxanzien↑

Diese Angaben sind nicht vollständig – beachten Sie bitte die Erläuterungen und Hinweise in Abschnitt 2

FLUOXETIN

Antidepressivum

D. 20 mg/d, max. 80 mg/d; bei älteren Patienten 60 mg/d

H. Bei Hautausschlag o. grippeähnlichen Beschw. AM absetzen (lebensbedrohliche Reakt. mgl.); lange HWZ beachten

KI. Kdr. u. Jgl.; Komb. mit MAO-Hemmern (2 Wo. vor u. 5 Wo. nach F.-Einnahme keine MAO-Hemmer einsetzen)

NW. M/D-Beschw. (Brechreiz, Durchfall), zentralnervöse Stör. (Erregung, Angstzustände)

WW. Alkohol↑ (F.↑), Tryptophan u. MAO-Hemmer meiden! (F.-NW.↑), Carbamazepin↑, tricyclische Antidepressiva (Tox.↑) – 4wöchigen Abstand halten

Diese Angaben sind nicht vollständig – beachten Sie bitte die Erläuterungen und Hinweise in Abschnitt 2

FLUVASTATIN

Lipidsenker, Cholesterol-Synthese-Enzymhemmer

A. Zum Abendessen

D. 20–40 mg/d, Steigerung bis zu 80 mg/d mgl. (morgens u. abends 40 mg); Dosisanpassung frühestens nach 4 Wo.

H. Langfristige, regelmäßige Einnahme sowie cholesterinarme Diät erforderlich; bei Muskelschmerzen u. Muskelschwäche Arzt aufsuchen

KI. Kdr. u. Jgl.; Leberfunktionsstör., Cholestase, Myopathie

NW. M/D-Beschw. (g), Muskelschmerzen u. -schwäche (g), Kopfschmerzen (g)

WW. Orale Antikoagulanzien (Prothrombinzeit verlängert); Immunsuppressiva (z. B. Ciclosporin) u. weitere Lipidsenker (z. B. Fibrate, Nicotinsäure) u. Erythromycin erhöhen das Myopathie-Risiko; Colestyramin (F.↓) – 4 h Abstand halten, Rifampicin (F.↓)

Diese Angaben sind nicht vollständig – beachten Sie bitte die Erläuterungen und Hinweise in Abschnitt 2

FUROSEMID

Schleifendiuretikum

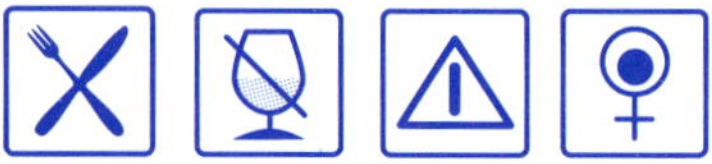

A. Um Nachtruhe nicht zu stören, nach Möglichkeit nicht zum Abend einnehmen

D. **Erhaltungsdosis:** morgens 40 mg
Erhaltungsdosen > 100 mg nur bei Patienten mit Niereninsuffizienz u. erhaltener Restfiltration

H. Auf kaliumreiche Ernährung achten (z. B. Bananen, getrocknete Aprikosen). Mißbrauchspotential: schnelle Gewichtsreduktion durch Flüssigkeitsverlust; Verschlechterung von Zucker-, Blutfett- u. Harnsäurewerten mgl.; erhöhte Thrombosegefahr

KI. Bekannte Sulfonamidallergie, Hypokaliämie, Harnabflußbehinderung, Niereninsuffizienz mit Anurie

NW. Müdigkeit, Mundtrockenheit, Kreislaufstör., Muskelkrämpfe, Thrombose, Gichtanfälle

WW. Laxanzien (Anthranoide, Bisacodyl, Natriumpicosulfat) steigern Hypokaliämie, Insulin↓, Sulfonylharnstoff-Antidiabetika↓, Herzglykoside↑, Lithium↑, NSAR (F.↓), Cefalosporine, z. B. Cefixim u. Cefuroxim (Nephrotox.↑), Aminoglykoside (Oto- u. Nephrotox.↑)

Diese Angaben sind nicht vollständig – beachten Sie bitte die Erläuterungen und Hinweise in Abschnitt 2

GEMFIBROZIL

Lipidsenker

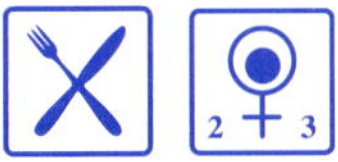

A. Abends (bzw. morgens u. abends)

D. 1 × tgl. 900 mg (bis max. 1350 mg/d)

H. Langfristige, regelmäßige Einnahme sowie cholesterinarme Diät erforderlich; bei Muskelschmerzen u. Muskelschwäche Arzt aufsuchen

KI. Kdr. < 2 J.; schwere L/N-Funktionsstör., Gallenblasenerkr. mit u. ohne Gallenstein

NW. M/D-Beschw. (h), Obstipation (g), Muskelschmerzen u. Muskelschwäche (s)

WW. Orale Antikoagulanzien↑, Sulfonylharnstoff-Antidiabetika↑, weitere Lipidsenker (z. B. Lovastatin, Simvastatin, Pravastatin) erhöhen das Myopathie-Risiko, Colestyramin (G.↓) – 4 h Abstand halten

Diese Angaben sind nicht vollständig – beachten Sie bitte die Erläuterungen und Hinweise in Abschnitt 2

GINKGO-BILOBA-Extrakt

D. Bis 3 × tgl. 40–80 mg oder 2 × tgl. 120 mgTrokkenextrakt
Durchblutungsstör. der Beine: Besserung evtl. erst nach 6 Wo.
Chronische Hirnleistungsstör.: mind. 8 Wo. anwenden.
Nach 12 Wo. sollte geprüft werden, ob eine Fortsetzung der Therapie gerechtfertigt ist

H. **Schwindel u. Ohrgeräusche:** nach 6–8 Wo. sind keine zusätzlichen Behandlungsvorteile zu erwarten

KI. Kdr. < 12 J.

Diese Angaben sind nicht vollständig – beachten Sie bitte die Erläuterungen und Hinweise in Abschnitt 2

GLIBENCLAMID

Orales Antidiabetikum (Sulfonylharnstoff)

A. Morgens (bzw. morgens u. abends) 30 min vor d. Mahlzeit; regelmäßige Einnahme

D. Einschleichend dosieren; max. 15 mg/d

H. Diät einhalten; Körpergewicht normalisieren; körperliche Überanstrengung meiden; bei Unterzuckerung (Schwitzen, Zittern, Unruhe) Traubenzucker zuführen; β-Blocker können die Frühwarnzeichen einer Hypoglykämie abschwächen

KI. Typ-I-Diabetes, Ketoazidose, schwere L/N-Funktionsstör.

NW. In der Einstellungsphase: Sehstör. (s); Hypoglykämie, Photosensibilisierung bes. bei hellhäutigen u. lichtempfindlichen Patienten (s)

WW. Alkohol (Alkohol akut G.↑, Alkohol chronisch G.↓), ASS bei Tagesdosen > 1,5 g u. weitere NSAR (G.↑), Sympathomimetika (G.↓), Cotrimoxazol (G.↑), Chloramphenicol (G.↑), Azolantimykotika (G.↑), Glucocorticoide (G.↓), orale Antikoagulanzien (G.↑), Schilddrüsenhormone (G.↓), Thiazid- u. Schleifendiuretika (G.↓), Gyrasehemmer (G.↑)

Diese Angaben sind nicht vollständig – beachten Sie bitte die Erläuterungen und Hinweise in Abschnitt 2

GLIMEPIRID

Orales Antidiabetikum (Sulfonylharnstoff)

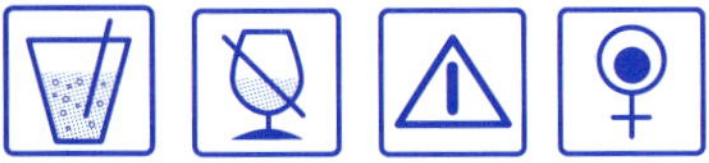

A. Einmalgabe unmittelbar vor dem Frühstück o. vor der 1. Hauptmahlzeit; regelmäßige Einnahme

D. **Initial:** 1 mg/d
Erhaltungsdosis: 1–6 mg/d

H. Diät einhalten; Körpergewicht normalisieren; körperliche Überanstrengung meiden; bei Unterzuckerung (Schwitzen, Zittern, Unruhe) Traubenzucker zuführen; β-Blocker können die Frühwarnzeichen einer Hypoglykämie abschwächen

KI. Typ-I-Diabetes, Ketoazidose, schwere L/N-Funktionsstör.

NW. In der Einstellungsphase: Sehstör.; Hypoglykämie, Photosensibilisierung bes. bei hellhäutigen u. lichtempfindlichen Patienten mgl.

WW. Alkohol (Alkohol akut G.↑, Alkohol chronisch G.↓), ASS bei Tagesdosen > 1,5 g u. weitere NSAR (G.↑), Sympathomimetika (G.↓), Cotrimoxazol (G.↑), Chloramphenicol (G.↑), Azolantimykotika (G.↑), Glucocorticoide (G.↓), orale Antikoagulanzien (G.↑), Schilddrüsenhormone (G.↓), Thiazid- u. Schleifendiuretika (G.↓), Gyrasehemmer (G.↑)

Diese Angaben sind nicht vollständig – beachten Sie bitte die Erläuterungen und Hinweise in Abschnitt 2

GLUCOCORTICOIDE

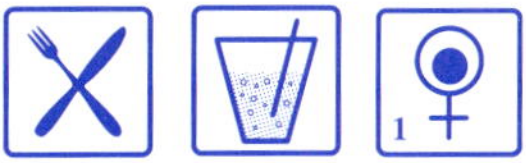

A. **Tbl.**: unzerkaut einnehmen
Inh.: unmittelbar v o r dem Essen oder Spacer benutzen, danach Mund spülen (Soorbefall↓)

D. Ausschleichende D. bei Einnahme über 2 Wo.

H. Nicht ohne ärztlichen Rat absetzen; viel Bewegung, bewußte Ernährung (bevorzugt Obst, bes. Bananen, Gemüse, Milch, wenig Fett u. KH, Salz meiden); tägliche Gewichtskontrolle.
Bei Ulcus-Anamnese ggf. Antacida einnehmen
AS: keine Kontaktlinsen tragen

KI. Schwerer Diabetes, Glaukom, M/D-Ulcera, ausgeprägte Hypertonie, Infektionen (Bakterien, Viren, Pilze, Parasiten), psychiatrische Anamnese, schwere Osteoporose, 8 Wo. vor bis 2 Wo. nach Schutzimpfungen, kritische Indikationsstellung im Wachstumsalter
Für Substitution o. bei vitaler Indikation keine KI.

NW. **Bei kurzfristiger A. (bis 10 d):** geringe NW., jedoch Blutungen im M/D-Trakt, Blutdruckanstieg u. herabgesetzte Widerstandsfähigkeit gegenüber Infektionen mgl.
Bei längerfristiger A. : Osteoporose, Natrium- u. Wasserretention mit Ödembildung, verminderte Glucosetoleranz u. Diabetes, Gewichtszunahme, Fettverteilungsstör., Infektionsresistenz ↓, Maskierung von Entzündungen, Wundheilung ↓, Stimmungsschwankungen, akute Psychosen
Bei längerfristiger lokaler A.: syst. NW. mgl. sowie Hautatrophien u.w.
Inh.: Heiserkeit, Candidabefall d. Mund- u. Rachenschleimhaut

WW. NSAR (M/D-Blutungsgefahr↑), Antidiabetika↓, Herzglykoside↑ (durch Kaliummangel), ACE-Hemmer (Blutbildveränderungen), orale Antikoagulanzien↓, Saluretika (Kalium-Ausscheidung↑); Rifampicin u. Phenytoin u. Barbiturate (G.↓)

Diese Angaben sind nicht vollständig – beachten Sie bitte die Erläuterungen und Hinweise in Abschnitt 2

GLYCEROLTRINITRAT

Vasodilatator

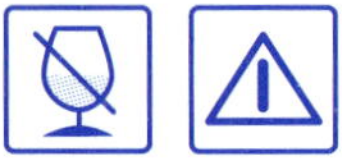

A. **Spray:** bei Angina pectoris zur Verhütung eines Anfalls o. im Anfall 1–3 Sprühstöße auf die Zunge (nicht inhalieren)
Kapsel: zerbeißen (leere Kps. auswerfen)
Tropfen: auf o. unter Zunge tropfen

D. Bei Angina pectoris im Anfall 0,4–0,8 mg

H. Glyceroltrinitratpflaster über Nacht bzw. in normalerweise anfallsfreier Zeit entfernen; zur Vermeidung einer Toleranzentwicklung täglich nitratfreies Intervall v. 6–8 h erforderlich

KI. Stillzeit, Hypotonie systolisch < 90 mm Hg

NW. Kopfschmerzen (h), Flush, orthostatische Hypotension mit Benommenheit u. Reflextachykardie (g)

WW. Antihypertonika, z. B. β-Blocker u. Calciumantagonisten (blutdrucksenkende W.↑)

Diese Angaben sind nicht vollständig – beachten Sie bitte die Erläuterungen und Hinweise in Abschnitt 2

HEPARIN/ NIEDERMOLEKUL. HEPARIN

Antikoagulans
„Low-dose"-Therapie

A. S.c.-Injektion vorzugsweise in abgehobener Bauchfalte senkrecht zur Körperachse

H. Heparin kann zahlreiche Laboruntersuchungen verfälschen, z. B. Blutsenkungsgeschw.; regelmäßige Kontrolle d. Thrombozytenzahl

KI. Erkr. mit erhöhter Blutungsbereitschaft o. mit Verdacht auf Läsionen des Gefäßsystems

NW. Reakt. an der Injektionsstelle (g), Haut- und Schleimhautblutungen (s)

WW. ASS (He.↑), NSAR (He.↑), orale Antikoagulanzien (He.↑), Ticlopidin (He.↑), Dextran (He.↑)

Diese Angaben sind nicht vollständig – beachten Sie bitte die Erläuterungen und Hinweise in Abschnitt 2

HYDROCHLOROTHIAZID

Saluretikum

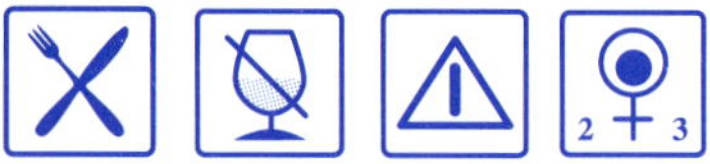

A. Um Nachtruhe nicht zu stören, nach Möglichkeit nicht am Abend einnehmen

D. 12,5–25 mg/d, max. 75 mg/d

H. Verschlechterung von Zucker-, Blutfett- u. Harnsäurewerten mgl.

KI. Bekannte Sulfonamid-Allergie, schwere Leberfunktionsstör., Nierenfunktionsstör., Hypokaliämie

NW. Müdigkeit, Brechreiz, Muskelkrämpfe, Herzrhythmusstör. (h); Diabetiker: erhöhte Blutzuckerwerte; Gichtpatienten: erhöhtes Risiko eines Gichtanfalls

WW. Laxanzien (z. B. Anthranoide, Bisacodyl, Natriumpicosulfat) steigern Hypokaliämie; α- u. β-Blocker u. Calciumantagonisten u. Schleifendiuretika u. ACE-Hemmer (verstärkte Blutdrucksenkung); Digitalisglykoside↑, Lithium↑, NSAR (Hy.↓), Colestyramin (Hy.↓)

Diese Angaben sind nicht vollständig – beachten Sie bitte die Erläuterungen und Hinweise in Abschnitt 2

HYDROCHLOROTHIAZID 25mg/ TRIAMTEREN 50 mg

Saluretikum, Antihypertonikum

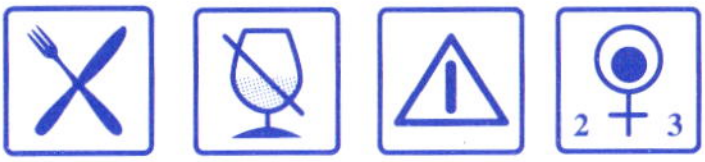

A. Um Nachtruhe nicht zu stören, nach Möglichkeit nicht am Abend einnehmen

D. **Initial:** morgens u. mittags je 1 bis max. 2 Tbl. **Erhaltungsdosis:** 1/2 Tbl./d oder jeden 2. Tag 1 Tbl.

H. Verschlechterung von Zucker-, Blutfett- u. Harnsäurewerten mgl.

KI. Bekannte Sulfonamid-Allergie, L/N-Funktionsstör.

NW. Müdigkeit, Mundtrockenheit, Kreislaufstör.; Diabetiker: erhöhte Blutzuckerwerte; Gichtpatienten: erhöhtes Risiko eines Gichtanfalls

WW. Insulin$\downarrow$, Sulfonylharnstoff-Antidiabetika$\downarrow$, Lithium$\uparrow$, NSAR (Hy./T.$\downarrow$), Colestyramin (Hy./T.$\downarrow$)

Diese Angaben sind nicht vollständig – beachten Sie bitte die Erläuterungen und Hinweise in Abschnitt 2

HYDROCORTISON

Nichthalogeniertes Glucocorticoid

D. **Salbe:** 1- 3 × tgl. dünn auftragen, in der Selbstmedikation (0,25 %) nur kurzfristig u. nicht großflächig anwenden
Lsg.: 3–4 × tgl. (1%)

H. **Salbe:** Bei A. im Genitalbereich kann es wegen der Hilfsstoffe zur Beeinträchtigung der Sicherheit von Kondomen kommen.
Bei längerfristiger lokaler A. in hoher Konz. oder auf großen Flächen syst. NW. u. WW. mgl.
AS: keine Kontaktlinsen tragen

KI. **Lokal:** Kdr. < 6 J. (Selbstmedikation), Infektionen (Bakterien, Viren, Pilze), Vakzinationsreakt.
AS: Glaukom, Verletzungen o. Infektion des Auges
Syst.: s. Glucocorticoide, Substitutionsbehandlung hat keine KI.

NW. **Lokal:** nach Langzeit-A.: Hautatrophien, Striae, Teleangiektasien, Steroidakne, Hypertrichosis sowie syst. NW. (s. Glucocorticoide) mgl.
Syst.: s. Glucocorticoide

WW. s. Glucocorticoide

Diese Angaben sind nicht vollständig – beachten Sie bitte die Erläuterungen und Hinweise in Abschnitt 2

HYDROTALCIT

Antacidum

A. 1–2 h nach den Mahlzeiten u. vor dem Schlafengehen; Tbl. gründlich kauen, Susp. unverdünnt anwenden

H. Nicht mit säurehaltigen Getränken, z. B. Obstsäften o. Wein, einnehmen (Aluminium-Aufnahme aus d. Darm↑); Meiden von reizenden, blähenden o. die Obstipation fördernden Speisen, sowie von Kaffee, Nicotin u. Streß

KI. Keine Daueranwendung bei Nierenfunktionsstör.

WW. Eisenpräp.↓, Gyrasehemmer↓ (z. B. Ofloxacin u. Ciprofloxacin), Tetracycline↓; prinzipiell bei der Einnahme von weiteren AM 2 h Abstand halten

Diese Angaben sind nicht vollständig – beachten Sie bitte die Erläuterungen und Hinweise in Abschnitt 2

IBUPROFEN

NSAR

A. **Gel/Salbe:** nicht auf offene Wunden o. Schleimhäute

D. Max. 1200 mg/d bei leichten bis mittelstarken Schmerzen, Fieber; max. 2400 mg/d bei akuter/ chron. Gelenkentzündung, Gichtanfall

H. Bis 200 mg/abgeteilte Darreichungsform u. TMD 800 mg nicht verschreibungspflichtig

KI. Kdr. < 14 J.; M/D-Ulcera, Vorsicht bei: Patienten > 65 J., Asthma, Analgetikaintoleranz, Blutbildungsstör., hämorrhagischer Diathese, Herzerkr., Hypertonie, L/N-Funktionsstör.

NW. M/D-Beschw., zentralnervöse Stör. (Schwindel u. Kopfschmerzen), Hautausschlag, Ödeme

WW. Weitere NSAR (NW.↑), Lithium↑, Digoxin↑, kaliumsparende Diuretika (Hyperkaliämie), Diuretika↓, Antihypertonika↓, Glucocorticoide (M/D-Beschw.↑), Phenobarbital (I.↓), Phenytoin↑, Methotrexat-Tox.↑, Sulfinpyrazon (I.-Ausscheidung↓), orale Antikoagulanzien (Blutungsgefahr↑), Sulfonylharnstoff-Antidiabetika↑

Diese Angaben sind nicht vollständig – beachten Sie bitte die Erläuterungen und Hinweise in Abschnitt 2

IMIPRAMIN

Antidepressivum

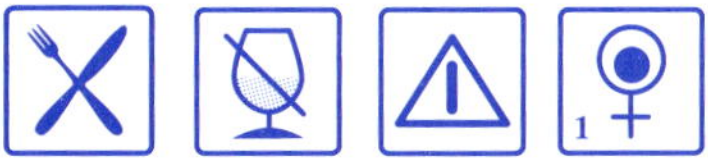

A. Bei Enuresis Einnahme d. Dosis am Nachmittag o. am frühen Abend

D. **Initial:** 25–75 mg/d, innerhalb einer Wo. Steigerung auf 150 mg/d mgl.
Erhaltungsdosis: 50–100 mg/d

H. Vor Kindern geschützt aufbewahren; Eintritt antriebssteigernder W. nach wenigen Tagen, Eintritt ausgeprägt stimmungsaufhellender W. nach 1–3 Wo.

KI. Erregungsleitungsstör. am Herzen, Komb. mit irreversiblem MAO-Hemmer Tranylcypromin (14 d Behandlungspause), akute Intoxikationen mit zentraldämpfenden AM u. Alkohol, akute Delirien, Engwinkelglaukom

NW. Müdigkeit, Obstipation, Mundtrockenheit, Akkomodationsstör., Blasenentleerungsstör., Herzrhythmusstör.

WW. Alkohol↑ (I.↑), zentraldämpfende AM ↑, Sympathomimetika↑, Clonidin↓, Anticholinergika↑; β-Blocker u. Calciumantagonisten u. Nitrate (verstärkte Blutdrucksenkung); Herzglykoside u. Antiarrhythmika (Gefahr von Rhythmusstör.↑), irreversibler MAO-Hemmer Tranylcypromin (schwere NW.)

Diese Angaben sind nicht vollständig – beachten Sie bitte die Erläuterungen und Hinweise in Abschnitt 2

INDOMETACIN

NSAR

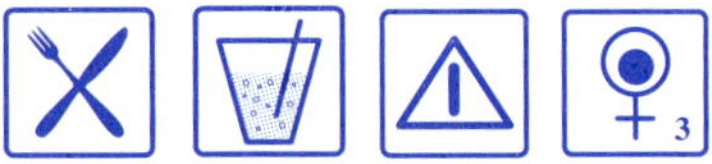

A. **Salbe/Spray:** nicht in offene Wunden, nicht ins Auge/auf Schleimhäute, kein Okklusivverband

D. **Oral:** 2–3 × tgl. 25 mg oder 2 × 75 mg (Retard), max. 200 mg/d
Rektal: 1–3 × tgl. 50 mg oder 1 × tgl. 100 mg (abends)

H. Bei starken Schmerzen bes. im Oberbauch u./o. Schwarzfärbung des Stuhls sofort Arzt aufsuchen
AT: nicht zusammen mit weichen Kontaktlinsen anwenden

KI. Kdr. < 14 J.; M/D-Ulcera

NW. Kopfschmerzen (20–60 %), M/D-Beschw. (20–25 %), Benommenheit (g), Schwindel

WW. Weitere NSAR (NW.↑), orale Antikoagulanzien↑, Methotrexat (Tox.↑), Ciclosporin (Nephrotox.↑), Lithium↑, Glucocorticoide (Risiko M/D-Blutung↑), Diuretika u. Antihypertonika (Blutdruck↑), kaliumsparende Diuretika u. ACE-Hemmer↓ (Hyperkaliämie↑), Sulfonylharnstoff-Antidiabetika↑, Digoxin (Serumspiegel↑)

Diese Angaben sind nicht vollständig – beachten Sie bitte die Erläuterungen und Hinweise in Abschnitt 2

IPRATROPIUMBROMID

Anticholinergikum, Broncholytikum, Antiarrhythmikum

A. **Inh.:** Nicht in d. Augen gelangen lassen (Akkommodationsstör.)
DA: Sprühdose vor Gebrauch schütteln

D. **DA:** bei Bedarf 1–2 Sprühstöße (zu 20 µg), max. 12 Sprühstöße/d; Kdr. > 6 J.: 7 Sprühstöße/d, Abstand von 2 h zwischen d. Hüben einhalten; bei ansteigendem Bedarf ist wegen der Gefahr einer Exazerbation des Asthmas der Arzt aufzusuchen
FTA: 2–3 × tgl. 10–15 mg
Inh.-Kps.: 2 × tgl. 200 µg, max. 1600 µg/d

H. Kinder sollten nur unter Aufsicht von Erw. inhalieren. **Kps. sind zum Inhalieren bestimmt!**

KI. Engwinkelglaukom, Blasenentleerungsstör. mit Restharnbildung, Tachyarrhythmie

NW. Husten (g), Mundtrockenheit, Obstipation, Akkommodationsstör., Blasenentleerungsstör., Tachykardie

WW. β-Adrenergika (I.↑), Xanthine (I.↑), Anticholinergika (I.↑)
FTA: Dopaminantagonisten, z. B. Metoclopramid (Motilität d. M/D-Traktes↓)

Diese Angaben sind nicht vollständig – beachten Sie bitte die Erläuterungen und Hinweise in Abschnitt 2

ISOSORBIDDINITRAT

Vasodilatator

A. Anfallskupierung: Tbl. zerkauen u. im Mund belassen bzw. Spray 1–3 Sprühstöße auf d. Zunge (nicht inhalieren)

D. **Anfallskupierung:** 5–10 mg als Tbl. o. Spray
Prophylaxe: 20–120 mg/d als Tbl. o. RTA; nicht plötzlich, sondern ausschleichend absetzen!

H. Zur Vermeidung einer Toleranzentwicklung täglich nitratfreies Intervall v. 6–8 h erforderlich

KI. Hypotonie systolisch < 90 mm Hg

NW. Kopfschmerzen (h), Flush, orthostatische Hypotension mit Benommenheit u. Reflextachykardie

WW. Antihypertonika, z. B. β-Blocker u. Calciumantagonisten (blutdrucksenkende W.↑)

Diese Angaben sind nicht vollständig – beachten Sie bitte die Erläuterungen und Hinweise in Abschnitt 2

ISOSORBIDMONONITRAT

Vasodilatator

D. 3 × tgl. 20 mg bis 2 × tgl. 60 mg (Retard), einschleichende D.

H. Zur Vermeidung einer Toleranzentwicklung täglich nitratfreies Intervall von 6–8 h erforderlich; nicht zur Anfallskupierung d. Angina pectoris geeignet

KI. Hypotonie systolisch < 90 mm Hg

NW. Kopfschmerzen (h), Flush, orthostatische Hypotension mit Benommenheit u. Reflextachykardie

WW. Antihypertonika, z. B. β-Blocker u. Calciumantagonisten (blutdrucksenkende W.↑)

Diese Angaben sind nicht vollständig – beachten Sie bitte die Erläuterungen und Hinweise in Abschnitt 2

ITRACONAZOL

Antimykotikum

D. **Nagelmykose:** 2 × 200 mg/Wo., danach 3 Wo. Pause (Finger: 2 × wdh./Fuß: 3 × wdh.)
Pityriasis versicolor: 1 × 200 mg/d 5 Tage
Dermatomykosen: 1 × 100 mg/d ca. 14 Tage
Vulvovaginale Candidosis: morgens u. abends je 200 mg (Eintagestherapie)

H. D. und Therapiedauer sind vom Arzt konkret festzulegen, sind diese dem Patienten nicht bekannt, ist eine Rückfrage zwingend; Eintritt einer Schwangerschaft sollte bis 4 Wo. nach Therapieende verhindert werden

KI. Kdr.; Leberfunktionsstör., Komb. mit Astemizol, Cisaprid u. Terfenadin
Nagelmykose: Kdr. u. Jgl.

NW. Kopfschmerzen (h), Abdominalschmerzen (g)

WW. Antacida u. H_2-Blocker (I.-Resorpt.↓) – 2 h Abstand halten; Ciclosporin A (Tox.↑), Cumarin-Antikoagulanzien↑, Phenytoin↑, Sulfonylharnstoff-Antidiabetika↑; Astemizol u. Cisaprid u. Terfenadin (Herzrhythmusstör.); Midazolam↑, Triazolam↑

Diese Angaben sind nicht vollständig – beachten Sie bitte die Erläuterungen und Hinweise in Abschnitt 2

JOHANNISKRAUT

Psychopharmakon, Antidepressivum

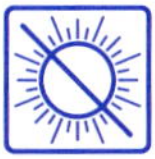

D. Max. 2–4 g Droge oder 0,2–1 mg Gesamthypericin/d

H. Wirkungseintritt verzögert (nach 3–4 Wo.)

KI. Bekannte Lichtüberempfindlichkeit

NW. Photosensibilisierung (bes. bei hellhäutigen Personen) in Einzelfällen

WW. Alkohol (J.$\uparrow$), zentraldämpfende AM (J.$\uparrow$)

Diese Angaben sind nicht vollständig – beachten Sie bitte die Erläuterungen und Hinweise in Abschnitt 2

KALIUMIODID

Schilddrüsentherapeutikum

 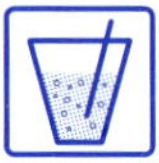

D. **Prophylaxe d. Iodmangelstruma:** 100–200 µg Iod/d
Euthyreote Strumatherapie: 300–500 µg Iod/d

H. Eine Iodprophylaxe in der Schwangerschaft sollte unter ärztlicher Aufsicht erfolgen (200–300 µg/d)

KI. Iodüberempfindlichkeit, Hyperthyreose

NW. Ab 150 µg Iod/d kann bei Vorliegen autonomer Adenome eine Schilddrüsenüberfunktion manifest werden

WW. Thyreostatika↓, Lithium (Strumavergrößerung)

Diese Angaben sind nicht vollständig – beachten Sie bitte die Erläuterungen und Hinweise in Abschnitt 2

KETOCONAZOL

Antimykotikum

D. **Shampoo:** 3–5 min einwirken lassen u. 2 ×/Wo. anwenden
Oral: 1 × tgl. 200 mg

H. **Orale A.:** Dosis u. Therapiedauer sind vom Arzt konkret festzulegen, sind diese dem Patienten nicht bekannt, ist eine Rückfrage zwingend; Eintritt einer Schwangerschaft sollte bis 4 Wo. nach Therapieende verhindert werden. Nach Griseofulvin-Gabe mind. 4 Wo. Therapiepause

KI. Kdr. < 2 J.; Leberfunktionsstör., Komb. mit Astemizol, Cisaprid u. Terfenadin

NW. Brechreiz (h), Abdominalschmerzen (g)

WW. Antacida u. H_2-Blocker (K.-Resorpt.↓) – 2 h Abstand halten; Ciclosporin A (Tox.↑), Cumarin-Antikoagulanzien↑, Phenytoin↑, Sulfonylharnstoff-Antidiabetika↑; Astemizol u. Cisaprid u. Terfenadin (Herzrhythmusstör.); Midazolam↑, Triazolam↑

Diese Angaben sind nicht vollständig – beachten Sie bitte die Erläuterungen und Hinweise in Abschnitt 2

KETOPROFEN

NSAR

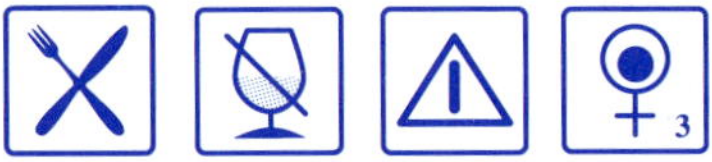

D. **Oral:** 2–3 × tgl. 50–100 mg oder 1 × 200 mg (Retard)
Rektal: 2–3 × tgl. 100 mg

H. Bei starken Schmerzen bes. im Oberbauch u./o. Schwarzfärbung des Stuhls sofort Arzt aufsuchen

KI. Kdr. < 14 J.; M/D-Ulcera

NW. Kopfschmerzen (20–60 %), M/D-Beschw. (20–25 %), Benommenheit (g), Schwindel

WW. Weitere NSAR (NW.↑), orale Antikoagulanzien↑, Methotrexat (Tox.↑), Ciclosporin (Nephrotox.↑), Lithium↑, Glucocorticoide (Risiko M/D-Blutung↑), Diuretika u. Antihypertonika (Blutdruck↑), kaliumsparende Diuretika u. ACE-Hemmer↓ (Hyperkaliämie↑), Sulfonylharnstoff-Antidiabetika↑

Diese Angaben sind nicht vollständig – beachten Sie bitte die Erläuterungen und Hinweise in Abschnitt 2

KETOTIFEN

Antihistaminikum, Mastzellstabilisator, Antiasthmatikum

A. Regelmäßige Einnahme, Langzeitbehandlung, Wirkungseintritt nach 8–12 Wo., nicht zur Anfallsbehandlung

D. **Initial:** abends 1 mg, nach 3–4 d Steigerung auf 2 × tgl. 1 mg

NW. In der Einstellungsphase: Müdigkeit, Mundtrockenheit, Gewichtszunahme (g); bes. bei Kdrn. zentralnervöse Stör.

WW. Alkohol$\uparrow$ (K.$\uparrow$), zentraldämpfende AM$\uparrow$, orale Antidiabetika (Thrombozytenabfall mgl.)

Diese Angaben sind nicht vollständig – beachten Sie bitte die Erläuterungen und Hinweise in Abschnitt 2

LACTULOSE

Laxans

A. Bei chron. Obstipation nach dem Frühstück einnehmen; Granulat mit warmen Getränken mischen o. in Joghurt, Müsli, Brei einrühren; Wirkungseintritt nach 2–10 h

D. 1 × morgens 6–15 g (anfangs doppelte Dosis, nach 3–4 Tagen vermindern)

H. **Für Diabetiker:** L. kann zum Süßen von Getränken u. Speisen verwendet werden; herstellungsbedingt sind geringe Mengen verdaulicher KH enthalten

KI. Darmverschluß, akutentzündliche M/D-Erkr., Galaktose-Intoleranz

NW. In der Einstellungsphase: leichte Bauchschmerzen (h) u. Blähungen (h)
Bei hoher Dosierung: M/D-Beschw. u. Stör. im Elektrolythaushalt (Natrium- u. Kalium- Ausscheidung↑)

WW. Bei längerfristiger Einnahme hoher Dosen: Corticosteroide u. kaliuretische Diuretika u. Amphotericin (Kalium-Verlust↑), Herzglykoside↑

Diese Angaben sind nicht vollständig – beachten Sie bitte die Erläuterungen und Hinweise in Abschnitt 2

LANSOPRAZOL

Ulcustherapeutikum

D. 30 mg/d, max. 60 mg/d bis zu 8 Wo.; Dosisreduktion bei älteren Patienten u. bei Leberfunktionsstör.

KI. Kdr.; schwere Leberfunktionsstör.

NW. Kopfschmerzen (g), M/D-Beschw. (g)

WW. Azolantimykotika↓, Sucralfat (L.↓) – mind. 30 min Abstand halten

LEVODOPA/BENSERAZID

Parkinsonmittel/Dopadecarboxylasehemmer

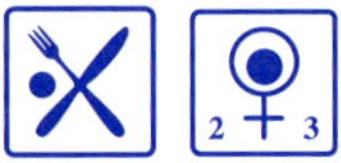

A. Langzeitbehandlung, regelmäßige Einnahme, Depotform 90 min nach dem Essen

D. Einschleichend, max. 800–1000 mg L-Dopa/d, verteilt auf mind. 3–4 ED

H. Nicht ohne ärztlichen Rat absetzen. Evtl. Stör. d. Labortests auf Harnsäure u. Glucose

KI. Patienten < 25 J.; dekompensierte endokrine (z. B. Schilddrüse), renale, hepatische u. kardiale Erkr.; schwere Psychosen, Komb. mit irreversiblem MAO-Hemmer Tranylcypromin u. reserpinhaltigen AM

NW. M/D-Beschw. (h), Hypotonie u. Arrhythmien (g), motorische Stör. (g), Unruhe u. Halluzinationen (g)

WW. Proteinreiche Nahrung (L.-Resorpt.↓), Vitamin B_6 in hohen Dosen (L.↓), Sympathomimetika↑, Reserpin (L.↓), Neuroleptika (L.↓), Opioide (L.↓), Antihypertonika↑, irreversibler MAO-Hemmer Tranylcypromin (hypertensive Krisen mgl.)

Diese Angaben sind nicht vollständig – beachten Sie bitte die Erläuterungen und Hinweise in Abschnitt 2

LEVODOPA/CARBIDOPA

Parkinsonmittel/Dopadecarboxylasehemmer

A. Langzeitbehandlung, regelmäßige Einnahme

D. Einschleichend, max. 800–1000 mg L-Dopa/d, verteilt auf mind. 3–4 ED

H. Nicht ohne ärztlichen Rat absetzen. Evtl. Stör. d. Labortests auf Harnsäure u. Glucose

KI. Patienten < 25 J.; dekompensierte endokrine (z. B. Schilddrüse), renale, hepatische u. kardiale Erkr.; schwere Psychosen, Komb. mit irreversiblem MAO-Hemmer Tranylcypromin u. reserpinhaltigen AM

NW. M/D-Beschw. (h), Hypotonie u. Arrhythmien (g), motorische Stör. (g), Unruhe u. Halluzinationen (g)

WW. Proteinreiche Nahrung (L.-Resorpt.↓), Vitamin B_6 in hohen Dosen (L.↓), Sympathomimetika↑, Reserpin (L.↓), Neuroleptika (L.↓), Opioide (L.↓), Antihypertonika↑, irreversibler MAO-Hemmer Tranylcypromin (hypertensive Krisen mgl.)

Diese Angaben sind nicht vollständig – beachten Sie bitte die Erläuterungen und Hinweise in Abschnitt 2

LEVOMEPROMAZIN

Neuroleptikum

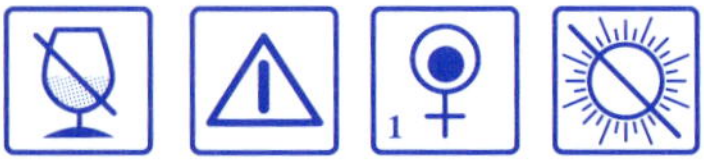

D. Individuell, 30–150 mg/d (ambulant), verteilt auf mehrere ED; bei älteren Pat. niedrigere D.

KI. Akute Intoxikationen mit zentraldämpfenden AM u. Alkohol

NW. Dyskinesien, Parkinsonoid, Akathisie; Müdigkeit (g), Mundtrockenheit (g), Akkommodationsstör. (g), Blasenentleerungsstör. (g), Tachykardie (g), Agranulozytose (s) – (Anzeichen: Fieber, Zahnfleisch- u. Mundschleimhautentzündungen, Halsschmerzen ohne grippeähnliche Symptome) – sofort Arzt aufsuchen, keine Selbstmedikation dieser Symptome

WW. Alkohol (L.↑), zentraldämpfende AM↑ (L.↑), Antihypertonika↑, Anticholinergika↑, Levodopa↓, Metoclopramid (NW.↑)

Diese Angaben sind nicht vollständig – beachten Sie bitte die Erläuterungen und Hinweise in Abschnitt 2

LEVOTHYROXIN-NATRIUM

Schilddrüsenhormon

A. 30 min vor d. Frühstück, regelmäßige Einnahme

D. Einschleichende D.

H. Konsequente Fortsetzung der Therapie in Schwangerschaft und Stillzeit

KI. Hyperthyreose (Ausnahme: Komb. mit Thyreostatika), akuter Herzinfarkt, Angina pectoris bzw. Myokardinfarkt bei älteren Patienten, Myokarditis

NW. Bei Überdosierung: Palpitationen, Unruhe, Gewichtsabnahme, Durchfall

WW. Salicylate (L.↑), orale Antikoagulanzien↑ (L.↑), blutzuckersenkende Mittel (z. B. Insulin)↓, Colestyramin (L.↓) – 5 h Abstand halten

Diese Angaben sind nicht vollständig – beachten Sie bitte die Erläuterungen und Hinweise in Abschnitt 2

LINDAN

Antiparasitäres Mittel

A. Nicht in die Augen u. auf Schleimhäute; gleichzeitige Behandlung enger Kontaktpersonen

D. **Kopfläuse/Filzläuse:** Gel (ca. 15 g 0,3 %) im gewaschenen, feuchten Haar gleichmäßig verteilen, mind. 3 d einwirken lassen, nach 8–10 d Kontrolle, evtl. Nachbehandlung
Krätze: Erw: Emulsion abends auf trockene Haut auftragen, vorher d. Haut von öliger Schicht befreien, morgens mit lauwarmem Wasser wieder abwaschen, 3 d lang durchführen
Kdr. (3–10 J.): nur 3 h Einwirkzeit, 2 d lang durchführen

H. Sehr warme Räume, heiße Bäder u. heißes Fönen meiden (um mgl. Einatmen zu verhindern); bei NW./Überdosierung AM absetzen u. sofort Arzt aufsuchen; Leibwäsche, Bettwäsche u. Handtücher tgl. wechseln

KI. Stillzeit, Hauterkr., Epilepsie, Abwehrschwäche

NW. Bei Überdosierung: M/D-Beschw., Kopfschmerz, Schwindel, Verwirrtheit, Übererregbarkeit, Krämpfe, bläuliche Hautverfärbung, Bewußtlosigkeit, Atemlähmung

WW. Kosmetika wie Seife, Syndets, stark fetthaltige Produkte (L.-Resorpt.↑)

Diese Angaben sind nicht vollständig – beachten Sie bitte die Erläuterungen und Hinweise in Abschnitt 2

α-LIPONSÄURE

Neuropathiemittel

D. 200–600 mg/d

KI. Kdr. u. Jgl.

WW. Alkohol (L.↓), Cisplatin↓ , Antidiabetika↑

Diese Angaben sind nicht vollständig – beachten Sie bitte die Erläuterungen und Hinweise in Abschnitt 2

LISINOPRIL

Antihypertonikum, ACE-Hemmer

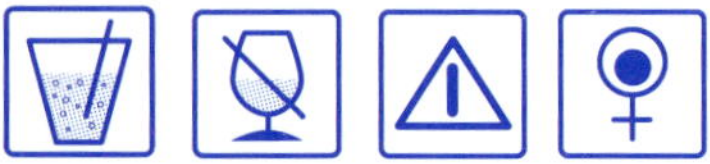

A. Regelmäßige Einnahme

D. 1 × tgl. 2,5–10 mg morgens; vorsichtige, einschleichende D. bei Patienten unter Diuretika-Therapie (Gefahr übermäßiger Blutdrucksenkung)

H. Kein ASS zur Schmerztherapie in der Selbstmedikation empfehlen; nicht ohne ärztlichen Rat absetzen

KI. Kdr. < 14 J.; schwere Nierenfunktionsstör., Kardiomyopathie

NW. Trockener Reizhusten (h), Kopfschmerzen, Schwindel, Brustschmerzen, Durchfall, Hautausschlag; Quincke-Ödem im Gesicht (s) – kann lebensbedrohlich sein, ACE-Hemmer sofort absetzen u. Arzt aufsuchen

WW. Alkohol↑, ASS (L.↓), Kalium-Präp. u. kaliumsparende Diuretika (Hyperkaliämie), Antihypertonika (Blutdruck↓), Allopurinol u. Azathioprin (Leukopenierisiko↑), orale Antidiabetika u. Insulin (Hypoglykämierisiko↑), NSAR (L.↓), Saluretika (L.↑), Lithium↑

Diese Angaben sind nicht vollständig – beachten Sie bitte die Erläuterungen und Hinweise in Abschnitt 2

LITHIUM

Psychopharmakon

H. Der Plasmalithiumspiegel sollte bei ca. 1–1,2 mmol/l liegen.

KI. Schwere Herzfunktionsstör., Nierenfunktionsstör., 1.–4. Schwangerschaftsmonat

NW. **In der Einstellungsphase:** feinschlägiger Tremor, Übelkeit, Durst u. vermehrte Harnausscheidung
Bei Langzeittherapie: Gewichtszunahme, Hypothyreose, euthyreote Struma u. Dermatosen
Durchfälle u. ein grobschlägiger Tremor sind Zeichen einer beginnenden Überdosierung

WW. NSAR (L.↑), Saluretika (L.↑), Methyldopa (L.↑), Jodverbindungen (strumigene W.↑), Acetazolamid (L.↓), Ammoniumchlorid (L.↑), ACE-Hemmer (L.↑)

Diese Angaben sind nicht vollständig – beachten Sie bitte die Erläuterungen und Hinweise in Abschnitt 2

LOPERAMID

Antidiarrhoikum

D. **Erw.:** initial: 4 mg, dann nach jedem ungeformten (weichen) Stuhl 2 mg; max. 12 mg/d
Kdr. > 12 J.: initial u. nach jedem ungeformten (weichen) Stuhl 2 mg; max. 8 mg/d

H. Absetzen, wenn Durchfall länger als 48 h; wegen Flk.-/Salzverlust gesüßten Tee, Saft, Salzgebäck, klare Brühe zu sich nehmen; ohne ärztliche Verordnung nicht länger als 2 d einnehmen, bzw. absetzen bei Obstipation

KI. Kdr. < 2 J., Kdr. < 12 J. (Selbstmedikation); Stillzeit, Ileus
In der Selbstmedikation: Durchfall mit Fieber u./o. blutigem Stuhl, Durchfall während/nach Antibiotika-Einnahme, akuter Schub einer Colitis ulcerosa, schwere Leberfunktionsstör.

NW. Kopfschmerzen (g)

Diese Angaben sind nicht vollständig – beachten Sie bitte die Erläuterungen und Hinweise in Abschnitt 2

LORATADIN

Antihistaminikum

D. **Erw. u. Kdr. > 12 J.:** 10 mg/d
Kdr. > 30 kg KG: 10 mg/d
Kdr. < 30 kg KG: 5 mg/d, max. 6 Mon.

KI. Kdr. < 2 J. (Saft, BTA), Kdr. < 6 J. (Tbl.)

NW. Mundtrockenheit (g)

WW. Cimetidin (L.-Plasmakonz.↑)

Diese Angaben sind nicht vollständig – beachten Sie bitte die Erläuterungen und Hinweise in Abschnitt 2

LORAZEPAM

Tranquilizer

D. 0,5–2,5 mg/d

H. Überhangeffekte am Morgen nach abendlicher Gabe mgl. Cave: Abhängigkeit, Entzugssyndrom

KI. Kdr. u. Jgl. (Ausnahmen vgl. Fachliteratur); AM-, Drogen-, Alkoholabhängigkeit

NW. Müdigkeit (h), Konzentrationsschwäche (h)

WW. Alkohol$\uparrow$ (L.$\uparrow$), zentralwirksame AM$\uparrow$ (auch Dextromethorphan u. Antiallergika, z. B. Diphenhydramin), Muskelrelaxanzien$\uparrow$

Diese Angaben sind nicht vollständig – beachten Sie bitte die Erläuterungen und Hinweise in Abschnitt 2

LORMETAZEPAM

Hypnotikum

A. 30 min vor dem Schlafengehen einnehmen

D. 0,5–2 mg/d

H. Überhangeffekte am Morgen nach abendlicher Gabe mgl. Cave: Abhängigkeit, Entzugssyndrom

KI. Kdr. u. Jgl. (Ausnahmen vgl. Fachliteratur); AM-, Drogen-, Alkoholabhängigkeit

NW. Müdigkeit (h), Konzentrationsschwäche (h)

WW. Alkohol$\uparrow$ (L.$\uparrow$), zentralwirksame AM$\uparrow$ (auch Dextromethorphan u. Antiallergika, z. B. Diphenhydramin), Muskelrelaxanzien$\uparrow$

Diese Angaben sind nicht vollständig – beachten Sie bitte die Erläuterungen und Hinweise in Abschnitt 2

LOSARTAN

Angiotensin-Antagonist

D. 1–2 × tgl. 50 mg

H. Blutdrucksenkung setzt langsam ein

KI. Kdr. u. Jgl.; schwere L/N-Funktionsstör.

NW. Schwindel (g), höhere Infektionsanfälligkeit d. oberen Luftwege

WW. Kalium u. kaliumsparende Diuretika (Hyperkaliämie); Antihypertonika, z. B. β-Blocker u. Calciumantagonisten u. Diuretika (verstärkter Blutdruckabfall); Cimetidin (L.↑), Phenobarbital (L.↓)

Diese Angaben sind nicht vollständig – beachten Sie bitte die Erläuterungen und Hinweise in Abschnitt 2

LOVASTATIN

Lipidsenker, Cholesterol-Synthese-Enzymhemmer

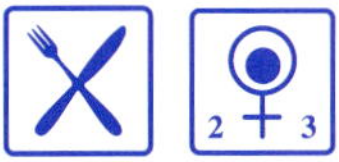

A. Abends (bzw. morgens u. abends)

D. Initial 20 mg/d, Steigerung bis 80 mg/d mgl.; Dosisanpassung frühestens nach 4 Wo.

H. Langfristige, regelmäßige Einnahme sowie cholesterinarme Diät erforderlich; bei Muskelschmerzen u. Muskelschwäche Arzt aufsuchen

KI. Kdr. u. Jgl.; Leberfunktionsstör., Cholestase, Myopathie

NW. M/D-Beschw. (g), Kopfschmerzen (g), Hautausschlag (g), Muskelschmerzen u. -schwäche (g)

WW. Orale Antikoagulanzien (Prothrombinzeit verlängert); Immunsuppressiva (z. B. Ciclosporin) u. weitere Lipidsenker (z. B. Fibrate, Nicotinsäure) u. Erythromycin erhöhen das Myopathie-Risiko; Colestyramin (L.↓) – 4 h Abstand halten

Diese Angaben sind nicht vollständig – beachten Sie bitte die Erläuterungen und Hinweise in Abschnitt 2

MAGALDRAT

Antacidum

A. 1–2 h nach d. Mahlzeiten u. vor dem Schlafengehen; Tbl. gründlich kauen o. lutschen, Susp. unverdünnt anwenden u. vor Gebrauch schütteln!

H. Nicht mit säurehaltigen Getränken, z. B. Obstsäften o. Wein, einnehmen (Aluminium-Aufnahme aus d. Darm↑); Meiden von reizenden, blähenden o. die Obstipation fördernden Speisen, Kaffee, Nicotin o. Streß; Suspension vor Frost geschützt aufbewahren

KI. Nierenfunktionsstör., Dialysepatienten

NW. Weiche Stühle (h)

WW. Eisenpräp.↓, Gyrasehemmer↓ (z. B. Ofloxacin u. Ciprofloxacin), Tetracycline↓; prinzipiell bei der Einnahme von weiteren AM 2 h Abstand halten

Diese Angaben sind nicht vollständig – beachten Sie bitte die Erläuterungen und Hinweise in Abschnitt 2

MAGNESIUMHYDROGEN-ASPARTAT

Mineralstoff

D. 1–3 × tgl. 5 mmol = 10 mval = 121,5 mg Magnesium; bei chron. Magnesiummangel: Einnahme mind. 4 Wo.

H. Bei Durchfall Tagesdosis reduzieren o. das AM vorübergehend absetzen

KI. Schwere Nierenfunktionsstör.

NW. Weiche Stühle, Müdigkeitserscheinungen bei hochdosierter u. Langzeit-A. (Hinweis auf erhöhten Magnesium-Spiegel)

WW. Eisen↓ u. Tetracycline↓ u. Natriumfluorid↓ (M.↓) – 2 h Abstand halten

Diese Angaben sind nicht vollständig – beachten Sie bitte die Erläuterungen und Hinweise in Abschnitt 2

MEBENDAZOL

Anthelminthikum

D. **Madenwürmer:** Einmaldosis 100 mg, Wdh. nach 2–4 Wo.
Spul-, Peitschen-, Hakenwürmer, Mischbefall: morgens u. abends 100 mg über 3 d
Bandwürmer, Zwergfadenwürmer: morgens und abends 200–300 mg über 3 d
Hundebandwürmer, Trichine: besondere D.

H. Fettreiche Kost verbessert Wirkstoffresorption

KI. **Tbl. zu 100 mg:** Kdr. < 1 J.
Tbl. zu 500 mg: Kdr. < 14 J.; Leberfunktionsstör.

NW. **Tbl. zu 100 mg:** M/D-Beschw.(g)
Tbl. zu 500 mg: M/D-Beschw. (g), Blutbildveränderungen (g), Überempfindlichkeitsreakt., Fieberschübe, reversible Leberfunktionsstör., Hepatitis

WW. **Tbl. zu 100 mg:** Cimetidin (M.↑, Verzögerung des M.-Abbaus)
Tbl. zu 500 mg: Senkung des Insulinbedarfs, Cimetidin (M.↑)

Diese Angaben sind nicht vollständig – beachten Sie bitte die Erläuterungen und Hinweise in Abschnitt 2

MEDAZEPAM

Tranquilizer

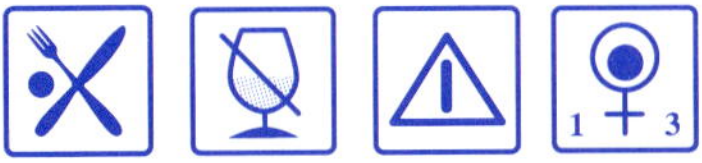

D. 10–30 mg/d, max. 60 mg/d

H. Überhangeffekte am Morgen nach abendlicher Gabe mgl. Cave: Abhängigkeit, Entzugssyndrom

KI. Kdr. u. Jgl. (Ausnahmen vgl. Fachliteratur); AM-, Drogen-, Alkoholabhängigkeit

NW. Müdigkeit (h), Konzentrationsschwäche (h)

WW. Alkohol↑ (M.↑), zentralwirksame AM↑ (auch Dextromethorphan u. Antiallergika, z. B. Diphenhydramin), Cimetidin (M.↑), Muskelrelaxanzien↑

Diese Angaben sind nicht vollständig – beachten Sie bitte die Erläuterungen und Hinweise in Abschnitt 2

MEFLOQUIN

Antimalariamittel

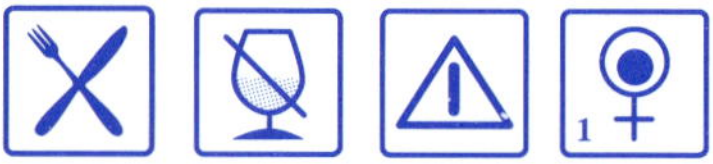

A. Prophylaxe: Beginn 1 Wo. vor Eintreffen im Malariagebiet, weitere Einnahme regelmäßig in wöchentlichen Abständen, Ende 4 Wo. nach Verlassen des Gebietes; in Ausnahmefällen, wenn die Einnahme der 1. Dosis eine Wo. vor Einreise nicht mgl. ist: 1 × 250 mg tgl. an 3 aufeinanderfolgenden Tagen

D. **Prophylaxe:** 1 × 250 mg/Wo.
Therapie: initial 750 mg, nach 6–8 h 500 mg, nach weiteren 6–8 h 250 mg

H. Bei Auftreten von psychischen Veränderungen (z. B. Angst o. Verwirrtheit) AM absetzen u. Arzt aufsuchen

KI. Kkdr.
Prophylaxe: Sgl. < 3 Mon. u. < 5 kg KG; Personen, die auf ihr räumliches Vorstellungsvermögen u. Konzentration besonders angewiesen sind (Piloten, Taucher, Busfahrer); Epilepsie, psych. Stör.; Komb. mit Halofantrin

NW. M/D-Beschw. (h), Schwindel (g), Schlafstör. (g), Akkommodationsstör. (g)

WW. Orale Typhusschutzimpfung (3 d Abstand zu M.), Halofantrin (Herzrhythmusstör.); β-Blocker u. Antiarrhythmika u. Calciumantagonisten (kardiodepressive W.↑); Chinin u. Chinidin u. Chloroquin u. Gyrasehemmer (Krampfrisiko↑); Valproinsäure↓; M. frühestens 12 h nach letzter Chiningabe einnehmen

Diese Angaben sind nicht vollständig – beachten Sie bitte die Erläuterungen und Hinweise in Abschnitt 2

MELPERON

Neuroleptikum

D. Individuell, max. 600 mg/d, verteilt auf mehrere ED

KI. Kdr. < 12 J.; akute Intoxikationen mit zentraldämpfenden AM und Alkohol

NW. Dyskinesien, parkinsonoides Krankheitsbild, Akathisie; Müdigkeit (g), Mundtrockenheit (g), Akkommodationsstör. (g), Blasenentleerungsstör. (g), Tachykardie (g), Agranulozytose (s) – Anzeichen: Fieber, Zahnfleisch- u. Mundschleimhautentzündungen, Halsschmerzen ohne grippeähnliche Symptome – sofort Arzt aufsuchen, keine Selbstmedikation dieser Symptome

WW. Alkohol (M.↑), zentraldämpfende AM↑ (M.↑), Antihypertonika↑, Anticholinergika↑, Levodopa↓, Metoclopramid (NW.↑)

Diese Angaben sind nicht vollständig – beachten Sie bitte die Erläuterungen und Hinweise in Abschnitt 2

MESALAZIN

Antiphlogistikum, Darmmittel

A. **Tbl.**: 1 h vor dem Essen
Klysmen: nur abends zur Akutbehandlung anwenden

D. **Tbl.:** 3 × tgl. 500 mg
Supp.: 3 × tgl. 250–500 mg
Klysmen: 1 × tgl. 1–4 g (max. 2–4 Wo.)

KI. Sgl. u. Kkdr.; Stillzeit, schwere L/N-Funktionsstör., M/D-Ulcera, krankhaft erhöhte Blutungsneigung

NW. M/D-Beschw. (h)

WW. Sulfonylharnstoff-Antidiabetika↑, Glucocorticoide u. orale Antikoagulanzien (gastrointestinale Blutungsgefahr↑), Spironolacton↓, Furosemid↓

Diese Angaben sind nicht vollständig – beachten Sie bitte die Erläuterungen und Hinweise in Abschnitt 2

METAMIZOL

Analgetikum, Antipyretikum, Antiphlogistikum, Spasmolytikum

D. Bis 4 × tgl. 500–1000 mg, ED über 1000 mg selten

H. Dauergebrauch vermeiden!

KI. Sgl. < 3 Mon.; Analgetika-Intoleranz, Blutbildungsstör.

NW. Rotfärbung d. Urins mgl., Überempfindlichkeitsreakt. (Schock, Agranulozytose, Hautreakt., Analgetika-Asthma); Schock u. Agranulozytose selten, jedoch lebensbedrohlich (Anzeichen für Agranulozytose: Fieber, Zahnfleisch- u. Mundschleimhautentzündungen sowie Halsschmerzen ohne grippeähnliche Symptome) – sofort Arzt aufsuchen, keine Selbstmedikation dieser Symptome

WW. Ciclosporin↓

Diese Angaben sind nicht vollständig – beachten Sie bitte die Erläuterungen und Hinweise in Abschnitt 2

METFORMIN

Antidiabetikum

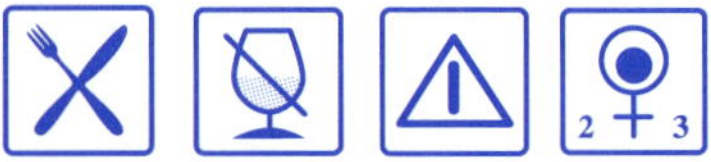

A. Gleichmäßig über den Tag verteilt einnehmen; regelmäßige Einnahme

D. Einschleichende D., 500–3000 mg/d

H. Diät einhalten, bei Unterzuckerung (Schwitzen, Zittern, Unruhe) Traubenzucker zuführen; β-Blokker können die Frühwarnzeichen einer Hypoglykämie abschwächen; Übelkeit, Erbrechen u. Durchfall können Anzeichen einer beginnenden Lactatazidose sein!

KI. Patienten (>65 J.) je nach Körperzustand; Diabetes Typ I u. bei völligem Erlöschen der Insulinproduktion bei Typ II, L/N-Funktionsstör., schwere H/K-Erkr., schwere Lungenerkr. mit Hypoxie, Alkoholabusus, schwere Infekte, Röntgenuntersuchungen mit i.v.-Kontrastmitteln

NW. In der Einstellungsphase: M/D-Beschw. (h), metallischer Geschmack; bei Verdacht auf Lactatazidose (M/D-Beschw., Muskelschmerzen, Hyperventilation) Therapie sofort abbrechen u. Arzt aufsuchen

WW. Alkohol u. NSAR u. Cimetidin (Lactatazidose-Risiko↑); Glucocorticoide (M.↓), Schilddrüsenhormone (M.↓), Sympathomimetika (M.↓), β-Blocker (Hypoglykämie-Risiko↑), Phenprocoumon↓

Diese Angaben sind nicht vollständig – beachten Sie bitte die Erläuterungen und Hinweise in Abschnitt 2

METHOCARBAMOL

Myotonolytikum

D. 3 × tgl. 1500 mg

KI. Kdr. < 12 J.

NW. Benommenheit (g), Schwindel (g), leichte Übelkeit (g)

WW. Alkohol u. zentralwirksame AM (M.-NW.↑)

Diese Angaben sind nicht vollständig – beachten Sie bitte die Erläuterungen und Hinweise in Abschnitt 2

METHYLPREDNISOLON

Nichthalogeniertes Glucocorticoid

 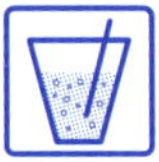 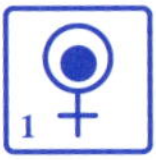

A. Tbl. unzerkaut einnehmen.

D. **Initial:** 12–80 mg
Erhaltungsdosis: allgem. 4–8 (–16) mg/d, ausschleichende D. bei Einnahme über 2 Wo.

H. Nicht ohne ärztlichen Rat absetzen; viel Bewegung, bewußte Ernährung (bevorzugt Obst, bes. Bananen, Gemüse, Milch, wenig Fett u. KH, Salz meiden); tägliche Gewichtskontrolle.
Bei Ulcus-Anamnese ggf. Antacida einnehmen
AS: keine Kontaktlinsen tragen

KI. Schwerer Diabetes, Glaukom, M/D-Ulcera, ausgeprägte Hypertonie, Infektionen (Bakterien, Viren, Pilze, Parasiten), psychiatrische Anamnese, schwere Osteoporose, 8 Wo. vor bis 2 Wo. nach Schutzimpfungen; kritische Indikationsstellung im Wachstumsalter
Für Substitution o. bei vitaler Indikation keine KI.

NW. **Bei kurzfristiger A. (bis 10 d):** geringe NW., jedoch Blutungen im M/D-Trakt, Blutdruckanstieg u. herabgesetzte Widerstandsfähigkeit gegenüber Infektionen mgl.
Bei längerfristiger A.: Osteoporose, Natrium- u. Wasserretention mit Ödembildung, verminderte Glucosetoleranz u. Diabetes, Gewichtszunahme, Fettverteilungsstör., Infektionsresistenz↓, Maskierung von Entzündungen, Wundheilung↓, Stimmungsschwankungen, akute Psychosen
Bei längerfristiger lokalerA.: syst. NW. mgl. sowie Hautatrophien u.w.

WW. NSAR (M/D-Blutungsgefahr↑), Antidiabetika↓, Herzglykoside↑ (durch Kaliummangel), ACE-Hemmer (Blutbildveränderungen), orale Antikoagulanzien↓, Saluretika (Kalium-Ausscheidung↑), Rifampicin u. Phenytoin u. Barbiturate (M.↓)

Diese Angaben sind nicht vollständig – beachten Sie bitte die Erläuterungen und Hinweise in Abschnitt 2

METILDIGOXIN

Herzglykosid

A. In der Erhaltungstherapie regelmäßig und zu den gleichen Tageszeiten einnehmen

D. Individuell; mittlere Erhaltungsdosis 0,15 mg/d

H. Ärztliche Dosierung einhalten; geringe therapeutische Breite

KI. Vorsicht bei fortgeschrittener Niereninsuffizienz

NW. Arrhythmien, Brechreiz, Kopfschmerzen u. Stör. d. Farbsehens (Gelb/Grün-Bereich) sind Zeichen einer Überdosierung (beobachtet bei 5–10 % d. Patienten, bes. > 70 J., obgleich die Wirkstoffkonzentration im Serum im therapeutischen Bereich liegt)

WW. Laxanzien (Anthranoide, Bisacodyl, Natriumpicosulfat) erhöhen die Glykosidempfindlichkeit durch Hypokaliämie; Amiodaron (M.$\uparrow$), Propafenon (M.$\uparrow$), Calciumantagonisten vom Nifedipin- o. Verapamiltyp (M.$\uparrow$); Thiazid- u. Schleifendiuretika u. Glucocorticoide (M.-Tox.$\uparrow$); Colestyramin (M.$\downarrow$); keine i.v.-Gabe von Calciumpräp.

Diese Angaben sind nicht vollständig – beachten Sie bitte die Erläuterungen und Hinweise in Abschnitt 2

METOCLOPRAMID

D_2-Antagonist, Peristaltikanreger, Antiemetikum

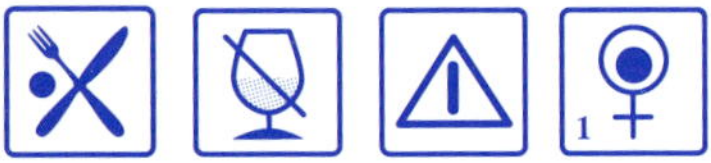

D. **Oral**: 3–4 × tgl. 10 mg
Rektal: 1–3 × tgl. 20 mg

KI. Kdr. < 2 J., Kdr. < 14 J. (Tbl./Kps); Darmverschluß, Darmdurchbruch, M/D-Blutungen, Epilepsie, extrapyramidalmotorische Stör., z. B. M.Parkinson

NW. Diarrhoe (g), Müdigkeit (g), Kopfschmerz (g), Schwindel (g). Bei starker innerer Unruhe oder bei Krampferscheinungen im Kopf-, Hals-, Schulterbereich – dyskinetisches Syndrom (ss) – vorwiegend bei Kdrn. – AM absetzen u. Arzt aufsuchen

WW. Resorption von anderen AM wird verändert: Alkohol u. zentraldämpfende AM u. Paracetamol u. versch. Antibiotika (Resorpt.↑); Digoxin u. Cimetidin (Resorpt.↓), Anticholinergika (M.↓); Neuroleptika u. Antidepressiva u. Sympathomimetika u. MAO-Hemmer (extrapyramidale Reakt. mgl.); Ciclosporin↑

Diese Angaben sind nicht vollständig – beachten Sie bitte die Erläuterungen und Hinweise in Abschnitt 2

METOPROLOL

β-Rezeptorenblocker

A. Regelmäßige Einnahme

D. 50–200 mg/d, ein- u. ausschleichende D. erforderlich

H. Nicht ohne ärztlichen Rat absetzen! Diabetiker darauf hinweisen, daß die Frühwarnzeichen einer drohenden Unterzuckerung durch Metoprolol maskiert werden können. Kontaktlinsenträger informieren, daß die Augen evtl. trockener werden

KI. Asthma, Hypotonie (RR systolisch $<$ 90 mm Hg), Bradykardie ($<$ 50/min), 48–72 h vor d. Geburtstermin, Stillzeit

NW. In der Einstellungsphase: Müdigkeit (g), Schwindel (g), Kopfschmerzen (g), M/D-Beschw.; kalte Extremitäten, Verschlechterung der Blutfettwerte mgl.

WW. Insulin u. Sulfonylharnstoff-Antidiabetika u. Metformin (Hypoglykämierisiko $\uparrow$), andere antiarrhythmisch wirksame AM (Reizleitungsstör. u. Minderung der Herzkraft)

Diese Angaben sind nicht vollständig – beachten Sie bitte die Erläuterungen und Hinweise in Abschnitt 2

METRONIDAZOL

Chemotherapeutikum

D. Nicht länger als 10 d anwenden (mutagenes/karzinogenes Risiko im Tierversuch)

H. Auch bei vaginaler Metronidazol-A. auf mgl. Alkoholunverträglichkeit hinweisen! Bei Trichomoniasis ist die Behandlung des Partners zu empfehlen

KI. ZNS-Stör., z. B. Epilepsie; Neuropathien

NW. M/D-Beschw. (g), zentralnervöse Stör. (s) – Kopfschmerzen, Schwindel, Verwirrtheit, periphere Neuropathien u. Krampfanfälle; Auftreten von dunklem Urin (Stoffwechselprodukt ohne Krankheitswert)

WW. Alkohol (Unverträglichkeitsreakt.), orale Antikoagulanzien↑, Phenytoin↑, Phenobarbital (M.↓), Disulfiram↑

Diese Angaben sind nicht vollständig – beachten Sie bitte die Erläuterungen und Hinweise in Abschnitt 2

MIDODRIN

α-Sympathomimetikum, Antihypotonikum

D. Einschleichend auf 2 × tgl. 2,5 mg (abends vor d. Schlafengehen u. morgens nach d. Aufstehen)

H. In der Selbstmedikation nicht bei Hypertonie anwenden; bei langfristiger Gabe kann es bei mit Antidiabetika eingestellten Diabetikern zur Erhöhung d. Blutzuckerwerte kommen

KI. Prostatahypertrophie, KHK, Herzrhythmusstör., Hyperthyreose, Engwinkelglaukom
Vorsicht bei Langzeitanwendung u. hoher Dosierung im II. Trimenon der Schwangerschaft

NW. Herzrhythmusstör., Kopfschmerzen, Muskeltremor, Unruhe

WW. Appetitzügler (wechselseitige Toxizitätssteigerung), Antihistaminika (M.↑), α- u. β-Blocker (Blutdruck wird unkontrollierbar), Herzglykoside (Herzrhythmusstör.)

Diese Angaben sind nicht vollständig – beachten Sie bitte die Erläuterungen und Hinweise in Abschnitt 2

MOCLOBEMID

Reversibler MAO-Hemmer Typ A, Antidepressivum

D. 2 × tgl. 75–150 mg, max. 600 mg/d

H. Größere Mengen tyraminreicher Nahrungsmittel (z. B. alten, sehr reifen Käse) meiden

KI. Kdr.; akute Verwirrtheitszustände; Komb. mit Pethidin, Selegilin, Clomipramin u. Serotoninwiederaufnahmehemmern, z. B. Fluoxetin

NW. Antriebssteigerung (g), Schlafstör. (g), Schwindel (g), Übelkeit (g), Kopfschmerzen (g)

WW. Sympathomimetika↑, Dextromethorphan (schwere zentralnervöse Stör. mgl.), Cimetidin (M.↑), Opioid-Analgetika↑, Pethidin, Selegilin, Clomipramin; Serotoninwiederaufnahmehemmer, z. B. Fluoxetin

Diese Angaben sind nicht vollständig – beachten Sie bitte die Erläuterungen und Hinweise in Abschnitt 2

MOLSIDOMIN

Koronartherapeutikum

D. 2–3 × tgl. 1–4 mg bis max. 3 × tgl. 8 mg (Retard)

H. Keine Toleranzentwicklung; nicht zur Anfallskupierung d. Angina pectoris geeignet

KI. Hypotonie systolisch < 90 mm Hg

NW. Kopfschmerzen (g)

WW. Alkohol (blutdrucksenkende W.↑); Antihypertonika, z. B. β-Blocker, Calciumantagonisten (blutdrucksenkende W.↑)

Diese Angaben sind nicht vollständig – beachten Sie bitte die Erläuterungen und Hinweise in Abschnitt 2

MOXONIDIN

α_2-Rezeptoragonist

A. Regelmäßige Einnahme

D. Einschleichend, beginnend mit morgens 0,2 mg; frühestens nach 3 Wo. steigern (Gefahr orthostat. Dysregulation) bis max. 0,6 mg/d

H. Nicht ohne ärztlichen Rat absetzen (Gefahr einer hypertonen Krise); Blutdruckmessung im Sitzen u. Stehen

KI. Kdr. u. Jgl. < 16 J.; Bradykardie < 50/min, L/N-Funktionsstör., schwere KHK, instabile Angina pectoris, Herzinsuffizienz (NYHA IV)

NW. In der Einstellungsphase: Kopfschmerzen (h), Müdigkeit (h), Mundtrockenheit (h), Libido- u. Potenzminderung mgl.

WW. Antihypertonika, z. B. Calciumantagonisten u. Diuretika u. ACE-Hemmer (verstärkte Blutdrucksenkung)

Diese Angaben sind nicht vollständig – beachten Sie bitte die Erläuterungen und Hinweise in Abschnitt 2

NAFTIDROFURYL

Durchblutungsförderndes Mittel, Antidementivum

A. Regelmäßige, längerfristige Anwendung

D. 3 × tgl. 100–200 mg

H. Möglichst Rauchen einstellen und Übergewicht vermeiden!

KI. H/K-Erkr. (z. B. akuter Herzinfarkt, schwere Angina pectoris, Herzinsuffizienz, AV-Überleitungsstör.)

NW. M/D-Beschw. (g), zentralnervöse Stör. (g), Blutdrucksenkung (g), orthostatische Dysregulation (g)

WW. Antihypertonika↑, β-Rezeptorenblocker (neg. dromotrope W.↑), Antiarrhythmika (neg. dromotrope W.↑)

Diese Angaben sind nicht vollständig – beachten Sie bitte die Erläuterungen und Hinweise in Abschnitt 2

NATRIUMFLUORID

Mineralstoff

A. **Zur Kariesprophylaxe:** Tbl. nach dem Zähneputzen langsam lutschen o. bei Sgl. zerdrückte Tbl. der Nahrung zugeben

D. **Zur Kariesprophylaxe:** 1 × tgl. 0,25mg (bis 3. Lebens-J.), 0,5mg (im 3. bis 6. Lebens-J.), 1mg (ab 6. Lebens-J. bis Erwachsenenalter); in den ersten 12 Lebensjahren möglichst konsequent anwenden
Bei Osteoporose: max. 80–100 mg/d, kontinuierliche o. intermittierende Behandlung, vgl. Fachliteratur

H. Milch und Milchprodukte im Abstand von 2–3 h

KI. **Ab 20 mg:** Kdr. u. Jgl. im Wachstumsalter, gebärfähige Frauen; schwere L/N-Funktionsstör., Osteomalazie, M/D-Ulcera

NW. **Ab 20 mg:** M/D-Beschw. (g), nach längerer A.: Gelenkbeschw. (h)
Bis 1 mg: Bei Überdosierung in den ersten 6–8 Lebensjahren Zahnfluorose o. Knochenaufbaustör. mgl.

WW. Aluminium-, calcium- o. magnesiumhaltige AM (Fluoridresorption↓) – 2 h Abstand halten

Diese Angaben sind nicht vollständig – beachten Sie bitte die Erläuterungen und Hinweise in Abschnitt 2

NATRIUMPICOSULFAT

Laxans

A. Nur kurzfristig anwenden; abends einnehmen; Wirkungseintritt nach 10–12 h

D. **Erw.:** 5–10 mg/d
Kdr. > 4 J.: 2,5–5 mg/d

H. 1 × anwenden, dann 2 Tage Karenz

KI. Kdr. < 4 J.; Darmverschluß, akutentzündliche M/D-Erkr.

NW. Bei längerdauernder u. hochdosierter A.: Darmträgheit↑, Elektrolytverluste (Stör. der Herzfunkt., Muskelschwäche)

WW. Kaliuretische Diuretika u. Glucocorticoide (Kalium-Verlust↑), Herzglykoside↑

Diese Angaben sind nicht vollständig – beachten Sie bitte die Erläuterungen und Hinweise in Abschnitt 2

NICHTSTEROIDALE ANTIRHEUMATIKA

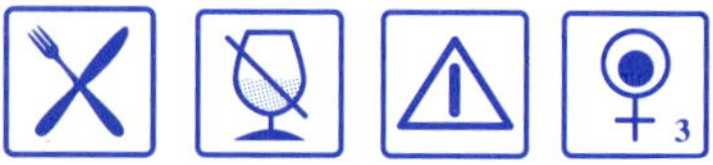

A. Salbe nicht auf offene Wunden, nicht ins Auge o. auf Schleimhäute, kein Okklusivverband

H. Bei AT keine Kontaktlinsen tragen

KI. Kdr. < 14 J.; M/D-Ulcera
Vorsicht bei: Patienten > 65 J., Asthma, Analgetika-Intoleranz, Blutbildungsstör., hämorrhagischer Diathese

NW. M/D-Beschw. (bes. M/D-Ulcera), zentralnervöse Stör. (Schwindel u. Kopfschmerzen), Überempfindlichkeitsreakt., Ödeme

WW. Weitere NSAR (NW.↑), orale Antikoagulanzien↑, Methotrexat (Tox.↑), Ciclosporin (Nephrotox.↑), Lithium↑, Glucocorticoide (Risiko M/D-Blutung↑), Diuretika u. ACE-Hemmer↓ (Hyperkaliämie↑), Sulfonylharnstoff-Antidiabetika↑

Diese Angaben sind nicht vollständig – beachten Sie bitte die Erläuterungen und Hinweise in Abschnitt 2

NICOTIN

Entwöhnungsmittel

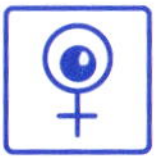

D. **Kaugummi:** 2–4 mg/h, max. 64 mg/d; langsame Dosisreduktion
TTS: tgl. 1 Pflaster für 24 h auf die Haut kleben, 17,5 mg/35 mg/52,5 mg = bei ca. 10/20/30 Zigaretten täglich, danach Reduktion

H. Mit Behandlungsbeginn das Rauchen völlig einstellen! Das Kaugummi langsam mit Pausen kauen (ca. 30 min); keine zuckerhaltigen Kaugummis vor o. während der Kaugummi-A. kauen (N.-Resorpt.↓); Kaugummi vor Kindern geschützt aufbewahren; Pflaster nicht zerschneiden

KI. **Kaugummi:** Kdr.; Vorsicht bei Magenschleimhautentzündung, M/D-Ulcera
TTS: Kdr.; Erkr. d. Herzkranzgefäße, schwere Arrhythmien, cerebrovaskuläre Erkr., Vasospasmen, schwere Herzinsuffizienz, Hyperthyreoidismus, Diabetes, Überempfindlichkeit der Haut, generalisierte Hauterkr.

NW. **Kaugummi:** Reizungen im Rachenraum, vermehrter Speichelfluß, Schluckauf, Kopfschmerzen, M/D-Beschw.
TTS: Hautreizungen, Kopfschmerzen, Übelkeit, geringfügige Steigerung d. Herzfrequenz und d. Blutdrucks; weitere NW. vgl. Fachliteratur

Diese Angaben sind nicht vollständig – beachten Sie bitte die Erläuterungen und Hinweise in Abschnitt 2

NIFEDIPIN

Calciumantagonist

A. Regelmäßige Einnahme; falls rascher Wirkungseintritt notwendig ist, Kapsel zerbeißen und Inhalt herunterschlucken bzw. Drg. zerkauen und herunterschlucken

D. 3 × tgl. 10–20 mg, max. 60 mg/d; langwirkende, retardierte Darreichungsform mit 1–2 × tgl. Dosierung bevorzugen

H. Nicht ohne ärztlichen Rat absetzen; nicht mit Grapefruitsaft einnehmen; Retarddragee nicht zerkauen

KI. Hypotonie systolisch < 90 mm Hg, akuter Herzinfarkt innerhalb der ersten 4 Wo., instabile Angina pectoris, Herzinsuffizienz (NYHA III u. IV)

NW. Flush (h), Erythem (h), Kopfschmerzen (h), Knöchelödeme (g), Tachykardie (g). Anfängliche Verschlechterung der Angina pectoris mgl.

WW. Cimetidin (N.↑), Digoxin↑; Diuretika u. β-Blocker u. Nitropräp. u. Molsidomin (verstärkte Blutdrucksenkung mgl.)

Diese Angaben sind nicht vollständig – beachten Sie bitte die Erläuterungen und Hinweise in Abschnitt 2

NIMODIPIN

Calciumantagonist, Antidementivum

A. Regelmäßige Einnahme

D. Bei zerebraler Insuffizienz: 3 × tgl. 30 mg
Bei zerebraler Ischämie nach subarachnoidaler Blutung: nach initialer i.v.-Therapie alle 4 h 60 mg über 7 Tage

H. Nicht ohne ärztlichen Rat absetzen; nicht mit Grapefruitsaft einnehmen

KI. Hypotonie systolisch < 90 mm Hg, Hirnödem

NW. Flush, Erythem, Kopfschmerzen, Schwindel, Atemnot, M/D-Beschw., Akne, Knöchelödeme, Tachykardie, Bradykardie, anfängliche Verschlechterung der Angina pectoris mgl.

WW. Cimetidin (N.↑); Diuretika u. β-Blocker u. Nitro-Präp. u. Molsidomin (verstärkte Blutdrucksenkung mgl.); Phenobarbital u. Phenytoin u. Carbamazepin (N.↓)

Diese Angaben sind nicht vollständig – beachten Sie bitte die Erläuterungen und Hinweise in Abschnitt 2

NISOLDIPIN

Calciumantagonist

A. Regelmäßige Einnahme

D. 2 × tgl. 5–20 mg

H. Nicht ohne ärztlichen Rat absetzen; nicht mit Grapefruitsaft einnehmen

KI. Kdr. u. Jgl. < 16 J.; Hypotonie systolisch < 90 mm Hg, akuter Herzinfarkt innerhalb der ersten 4 Wo., instabile Angina pectoris, Herzinsuffizienz (NYHA III u. IV), schwere Leberfunktionsstör.

NW. Flush (h), Erythem (h), Kopfschmerzen (h), Knöchelödeme (g), Tachykardie (g), Schwindel (g), anfängliche Verschlechterung der Angina pectoris mgl.

WW. Cimetidin (N.↑), Digoxin↑; Diuretika u. β-Blocker u. Nitro-Präp. u. Molsidomin (verstärkte Blutdrucksenkung mgl.)

Diese Angaben sind nicht vollständig – beachten Sie bitte die Erläuterungen und Hinweise in Abschnitt 2

NITRAZEPAM

Hypnotikum

A. Bei Durchschlafstör. 20–30 min vor dem Schlafengehen einnehmen

D. Abends 2,5–5 mg, max. 10 mg/d

H. Überhangeffekte am Morgen nach abendlicher Gabe mgl. Cave: Abhängigkeit, Entzugssyndrom

KI. Kdr. u. Jgl. (Ausnahmen vgl. Fachliteratur); AM-, Drogen-, Alkoholabhängigkeit

NW. Müdigkeit (h), Konzentrationsschwäche (h)

WW. Alkohol↑ (N.↑), zentralwirksame AM↑ (auch Dextromethorphan u. Antiallergika, z. B. Diphenhydramin), Cimetidin (N.↑), Muskelrelaxanzien↑

Diese Angaben sind nicht vollständig – beachten Sie bitte die Erläuterungen und Hinweise in Abschnitt 2

NITRENDIPIN

Antihypertonikum, Calciumantagonist

A. Regelmäßige Einnahme

D. 1 × tgl. 20 mg oder 2 × tgl. 10 mg, Dosisreduktion bei eingeschränkter Nierenfunktion

H. Nicht ohne ärztlichen Rat absetzen; nicht mit Grapefruitsaft einnehmen

KI. Hypotonie systolisch < 90 mm Hg, akuter Herzinfarkt innerhalb der ersten 4 Wo., instabile Angina pectoris, Herzinsuffizienz (NYHA III u. IV)

NW. Flush (h), Erythem (h), Kopfschmerzen (h), Knöchelödeme (g), Tachykardie (g), Schwindel (g), anfängliche Verschlechterung der Angina pectoris mgl.

WW. Cimetidin (N.↑), Digoxin↑; Diuretika u. β-Blocker u. Nitro-Präp. u. Molsidomin (verstärkte Blutdrucksenkung mgl.)

Diese Angaben sind nicht vollständig – beachten Sie bitte die Erläuterungen und Hinweise in Abschnitt 2

NITROFURANTOIN

Chemotherapeutikum

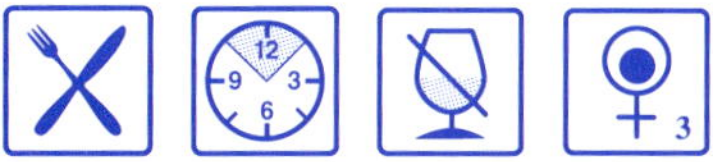

A. **Rezidivtherapie:** nach dem letzten abendlichen Wasserlassen

D. **Akuttherapie:** 3–4 × tgl. 100 mg (d. h. alle 8 bzw. 6 h) für 7–10 Tage
Rezidivtherapie: 50 –100 mg/d bis zu 6 Mon.

H. Bräunliche Urinfärbung ist harmlos

KI. Sgl. < 3 Mon.; Nierenfunktionsstör., Nervenentzündungen, strenge Indikationsstellung (dosisabhängig) in d. gesamten Schwangerschaft

NW. Schwindel, Kopfschmerzen, Appetitlosigkeit, M/D-Beschw. (g); bei Parästhesien, Verschlechterung d. Sehkraft, Hustenanfällen mit Schmerzen im Brustbereich o. einer beginnenden Gelbsucht AM absetzen und Arzt aufsuchen

WW. Antacida (N.↓), Chinolone↓, Probenecid u. Sulfinpyrazon (N.↓, N.-NW.↑)

Diese Angaben sind nicht vollständig – beachten Sie bitte die Erläuterungen und Hinweise in Abschnitt 2

NIZATIDIN

Ulcustherapeutikum (H_2-Antagonist)

D. **Akuttherapie:** 1 × tgl. 300 mg vor dem Schlafengehen oder 2 × tgl. 150 mg (morgens u. abends), 4–8 Wo.
Rezidivprophylaxe: 1 × tgl. 150 mg vor dem Schlafengehen (max. 1 J.)

KI. Kdr., Patienten > 75 J.; schwere Nierenfunktionsstör.

NW. Kopfschmerzen (g), Schwindel (g), M/D-Beschw. (g), Hautausschlag (g)

WW. Antacida (N.-Resopt.↓) – 2 h Abstand einhalten, Azolantimykotika-Resorpt.↓

Diese Angaben sind nicht vollständig – beachten Sie bitte die Erläuterungen und Hinweise in Abschnitt 2

NORETHISTERON

Gestagen

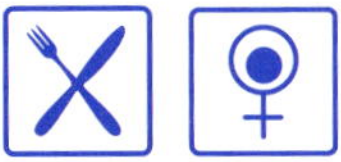

H. Absetzen bei erstmaligen migräneartigen o. ungewöhnlich starken Kopfschmerzen, plötzlichen Seh- u. Hörstörungen, Anzeichen von Venenerkr. o. thromboembolischen Prozessen, Gelbsucht o. starkem Blutdruckanstieg. Rauchen erhöht das Risiko
Cave: Stimmveränderungen bes. bei Frauen mit Sing- o. Sprechberufen

KI. Bei Amenorrhoe nur nach Ausschluß einer Schwangerschaft; schwere Leberfunktionsstör., thromboembolische Erkr.

NW. Dysmenorrhoe (h), Gewichtszunahme (h), Zwischenblutungen (g), Hirsutismus (g), M/D-Beschw. (g), Akne (g), depressive Verstimmungen (g), thromboembolische Komplikationen (s)

WW. Orale Antidiabetika↑ o. ↓ und Insuline↑ o. ↓ (Veränderung der KH-Toleranz), Rifampicin (N.↓), Antiepileptika (N.↓), Ampicillin (N.↓), Tetracycline (N.↓)

Diese Angaben sind nicht vollständig – beachten Sie bitte die Erläuterungen und Hinweise in Abschnitt 2

NORFENEFRIN

α-Sympathomimetikum, Antihypotonikum

A. Bei Einnahme nach 16 Uhr Einschlafstör. mgl.

D. 2–3 × tgl. 6–9 mg oder 1–3 × tgl. 15–45 mg (Retard)

H. In der Selbstmedikation nicht bei Hypertonie anwenden; bei langfristiger Gabe kann es bei mit Antidiabetika eingestellten Diabetikern zur Erhöhung d. Blutzuckerwerte kommen

KI. Prostatahypertrophie, KHK, Herzrhythmusstör., Hyperthyreose, Engwinkelglaukom
Vorsicht bei Langzeitanwendung u. hoher Dosierung im II. Trimenon der Schwangerschaft

NW. Herzrhythmusstör., Kopfschmerzen, Muskeltremor, Unruhe

WW. Appetitzügler (wechselseitige Toxizitätssteigerung), Antihistaminika (N.↑), α- u. β-Blocker (Blutdruck wird unkontrollierbar), Herzglykoside (Herzrhythmusstör.)

Diese Angaben sind nicht vollständig – beachten Sie bitte die Erläuterungen und Hinweise in Abschnitt 2

NORFLOXACIN

Chemotherapeutikum (Gyrasehemmer)

D. Morgens u. abends 400 mg; Therapiedauer 7–10 d, bei Cystitis 3 d

H. Therapie nicht vorzeitig abbrechen; nicht zusammen; mit Milch u. Milchprodukten einnehmen; Coffeinwirkung hält länger an
AT: Während der Anwendung von N. keine weichen Kontaktlinsen tragen

KI. Kdr. u. Jgl. vor Abschluß d. Wachstums; zerebrale Anfallsleiden

NW. M/D-Beschw. (g), Kopfschmerzen, Schwindel, Schlafstör., Depressionen, Tendopathien, z. B. Achillessehnenentzündung

WW. Milch u. Antacida u. Eisen u. Zink (N.-Resorpt.↓) – 2 h Abstand halten; Theophyllin↑, Sulfonylharnstoff-Antidiabetika↑

Diese Angaben sind nicht vollständig – beachten Sie bitte die Erläuterungen und Hinweise in Abschnitt 2

D-NORPSEUDOEPHEDRIN

Appetitzügler, Sympathomimetikum

A. Bei Einnahme nach 16 Uhr Einschlafstör. mgl.

D. 2 × tgl. 15 mg

H. Max. 12 Wo. anwenden
Cave: Abhängigkeit, Entzugssyndrom

KI. Kdr. < 12 J.; H/K-Erkr., Hypertonie, Hyperthyreose, Glaukom, Schlaganfall, psychotische Erkr.

NW. Schwitzen (h), pektanginöse Beschw. (h), Herzrhythmusstör. (h), Konzentrationsstör. (h), vermehrtes Träumen (g)

WW. Coffein (N.↑), Amantadin (Tox.↑), tricyclische Antidepressiva↑

Diese Angaben sind nicht vollständig – beachten Sie bitte die Erläuterungen und Hinweise in Abschnitt 2

NOSCAPIN

Antitussivum

 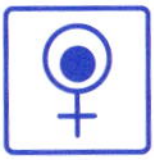

D. **Erw.:** 3 × tgl. 25 mg, max. 150 mg/d
Kdr. 3–12 J.: max. 75 mg/d

H. Vorsicht bei Komb. mit Sekretolytika – Gefahr des Sekretstaus

KI. Schwangerschaft u. Stillzeit

Diese Angaben sind nicht vollständig – beachten Sie bitte die Erläuterungen und Hinweise in Abschnitt 2

NYSTATIN

Antimykotikum

D. **Erw.:** oral 3–4 × tgl. 500 000–1 000 000 I.E.
Sgl. (bei Mundsoor): 4 × tgl. 100 000 I.E. nach der Mahlzeit
Äußerlich: übliche Behandlungsdauer 2–4 Wo.
Vaginal: 1 × tgl. 100 000–200 000 I.E. vor dem Schlafengehen einführen

H. Bei A. im Genitalbereich kann es wegen der Hilfsstoffe zur Beeinträchtigung der Sicherheit von Kondomen kommen

Diese Angaben sind nicht vollständig – beachten Sie bitte die Erläuterungen und Hinweise in Abschnitt 2

OFLOXACIN

Chemotherapeutikum (Gyrasehemmer)

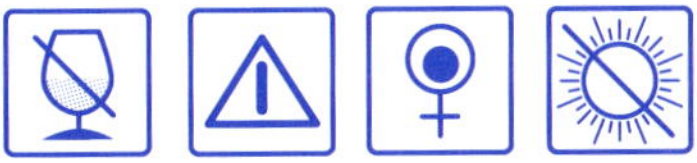

D. Morgens u. abends 100–200 (– 400) mg bzw. morgens bis 400 mg, Therapiedauer 7–10 d, bei Cystitis 3 d
AT/AS: max. 14 d

H. Therapie nicht vorzeitig abbrechen; nicht zusammen mit Milch u. Milchprodukten einnehmen; Coffeinwirkung hält länger an

KI. Kdr. u. Jgl. vor Abschluß d. Wachstums; zerebrale Anfallsleiden

NW. M/D-Beschw., Kopfschmerzen, Schwindel, Schlafstör., Depressionen, Tendopathien, z. B. Achillessehnenentzündung

WW. Milch u. Antacida u. Eisen u. Zink (O.-Resorpt.↓) – 2 h Abstand halten; Theophyllin↑, Sulfonylharnstoff-Antidiabetika↑

Diese Angaben sind nicht vollständig – beachten Sie bitte die Erläuterungen und Hinweise in Abschnitt 2

OMEPRAZOL

Ulcustherapeutikum (Protonenpumpenhemmer)

D. 1 × tgl. 20–40 mg; Rezidivprophylaxe max. 1 J.

KI. Kdr.; schwere L/N-Funktionsstör.

NW. Kopfschmerzen (g), M/D-Beschw. (g)

WW. Diazepam↑, Phenytoin↑, orale Antikoagulanzien↑, Erythromycin u. a. Makrolidantibiotika↑ (O.↑), Azolantimykotika↓

Diese Angaben sind nicht vollständig – beachten Sie bitte die Erläuterungen und Hinweise in Abschnitt 2

OPIPRAMOL

Antidepressivum

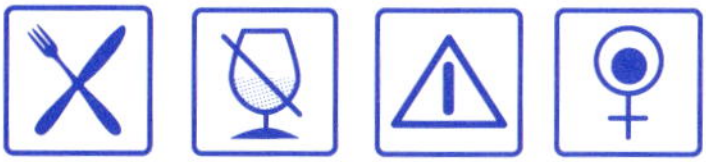

D. 150 mg/d (morgens 50 mg, abends 100 mg), max. 3 × tgl. 100 mg, nach 1–2 Mon. langsam absetzen

H. Wirkungseintritt erst nach ca. 2 Wo.

KI. Erregungsleitungsstör. am Herzen, Komb. mit irreversiblem MAO-Hemmer Tranylcypromin (14 d Behandlungspause), akute Intoxikationen mit zentraldämpfenden AM u. Alkohol, akute Delirien, Engwinkelglaukom

NW. Müdigkeit, Obstipation, Mundtrockenheit, Akkommodationsstör., Blasenentleerungsstör., Herzrhythmusstör.

WW. Alkohol↑ (O.↑), zentraldämpfende AM↑, Sympathomimetika↑, Clonidin↓, Anticholinergika↑; β-Blocker u. Calciumantagonisten u. Nitrate (verstärkte Blutdrucksenkung); Herzglykoside u. Antiarrhythmika (Gefahr von Rhythmusstör.↑), irreversibler MAO-Hemmer Tranylcypromin (schwere NW.)

Diese Angaben sind nicht vollständig – beachten Sie bitte die Erläuterungen und Hinweise in Abschnitt 2

ORCIPRENALIN

β_2-Sympathomimetikum, Antiasthmatikum

A. **DA:** Sprühdose vor Gebrauch schütteln!

D. **DA:** Akuttherapie: 1–2 Hübe, bei nicht ausreichender W. nach 5 min weitere 1–2 Hübe, weitere Hübe frühestens nach 3 h, max. 12 Hübe/d; bei ansteigendem Bedarf ist wegen der Gefahr einer Exazerbation des Asthmas der Arzt aufzusuchen
Oral: 4 × tgl. 10–20 mg (Pneumologie)
6–10 × tgl. 10–20 mg (Kardiologie)

H. **DA:** Mundrohr 1 ×/Wo. reinigen
Inhalative A. in d. Schwangerschaft bevorzugen

KI. **Oral:** schwere Hyperthyreose

NW. (h)/(g) (dosisabhängig u. meistens in der Einstellungsphase): Unruhe, Palpitationen, Tremor
Bei hoher D.: Blutdrucksenkung, Tachykardie, Herzrhythmusstör.

WW. Antidiabetika↓; β-Sympathomimetika u. Theophyllin u. Anticholinergika (W. u. NW. von O.↑); β-Blocker (O.↓, Bronchospasmen mgl.)

Diese Angaben sind nicht vollständig – beachten Sie bitte die Erläuterungen und Hinweise in Abschnitt 2

OXAZEPAM

Tranquilizer

D. Max. 60 mg/d

H. Überhangeffekte am Morgen nach abendlicher Gabe mgl. Cave: Abhängigkeit, Entzugssyndrom

KI. Kdr. u. Jgl.; AM-, Drogen-, Alkoholabhängigkeit

NW. Müdigkeit (h), Konzentrationsschwäche (h)

WW. Alkohol↑ (O.↑), zentralwirksame AM↑ (auch Dextromethorphan u. Antiallergika, z. B. Diphenhydramin); Muskelrelaxanzien↑

Diese Angaben sind nicht vollständig – beachten Sie bitte die Erläuterungen und Hinweise in Abschnitt 2

OXILOFRIN

α, β-Sympathomimetikum, Antihypotonikum

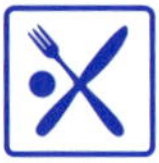

A. Bei Einnahme nach 16 Uhr Einschlafstör. mgl.

D. 2–3 × tgl. 16–32 mg

H. In der Selbstmedikation nicht bei Hypertonie anwenden; bei langfristiger Gabe kann es bei mit Antidiabetika eingestellten Diabetikern zur Erhöhung d. Blutzuckerwerte kommen

KI. Prostatahypertrophie, KHK, Herzrhythmusstör., Hyperthyreose, Engwinkelglaukom
Vorsicht bei Langzeitanwendung u. hoher Dosierung im II. Trimenon der Schwangerschaft

NW. Herzrhythmusstör., Kopfschmerzen, Muskeltremor, Unruhe

WW. Appetitzügler (wechselseitige Toxizitätssteigerung), Antihistaminika (O.↑), α- u. β-Blocker (Blutdruck wird unkontrollierbar), Herzglykoside (Herzrhythmusstör.)

Diese Angaben sind nicht vollständig – beachten Sie bitte die Erläuterungen und Hinweise in Abschnitt 2

OXYMETAZOLIN

α-Sympathomimetikum, Vasokonstriktor

D. **Rhinologika:**

Erw. (0,05 %):	1–3 × tgl. 1 Sprühstoß/ 1–2 Tr./etwas Gel
Kkdr. (0,025 %):	1–2 × tgl. 1–2 Tr.
Sgl. (0,01 %):	1–2 × tgl. 1 Tr.

H. Nur kurzfristig anwenden (max. 5–7 d)
AT: Kontaktlinsen erst nach 15 min einsetzen

KI. Kdr. < 2 J. (Selbstmedikation); Rhinitis sicca
Vorsicht bei schweren Herzerkr., Engwinkelglaukom

NW. **Rhinologika:** Niesen (g), reaktive Hyperämie, Schleimhauttrockenheit
Bei Langzeit-A.: chron. Nasenverstopfung, Schädigung d. Nasenschleimhautepithels (evtl. irreversibel)
Bei topischer A.: systemische W. mgl. mit Hypertonie, Tachykardie u. pektanginösen Beschwerden

WW. Tricyclische Antidepressiva (Blutdruck↑)

Diese Angaben sind nicht vollständig – beachten Sie bitte die Erläuterungen und Hinweise in Abschnitt 2

PANKREATIN

darmwirksame Enzyme

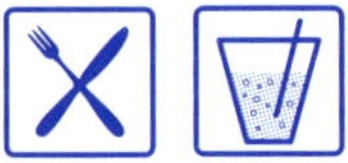

A. Regelmäßig zu jeder Mahlzeit einnehmen bis zum Abklingen der Beschw.

D. Möglichst nicht mehr als 15000 FIP-Einheiten Lipase/kg KG/d

H. Bei Schluckproblemen kann die Kps. geöffnet u. der Inhalt unzerkaut, evtl. mit etwas Nahrung vermischt, eingenommen werden

KI. Akute Pankreatitis, akute Schübe chron.-rezidivierender Pankreatitis, Verdauungsstör. u. Diätfehler Gesunder

Diese Angaben sind nicht vollständig – beachten Sie bitte die Erläuterungen und Hinweise in Abschnitt 2

PANTOPRAZOL

Ulcustherapeutikum (Protonenpumpenhemmer)

A. Einnahme morgens

D. 1 × tgl. 40 mg (–80 mg), max. 8 Wo.

NW. Kopfschmerzen (g), Durchfall (g)

WW. Azolantimykotika↓

Diese Angaben sind nicht vollständig – beachten Sie bitte die Erläuterungen und Hinweise in Abschnitt 2

PARACETAMOL

Analgetikum, Antipyretikum

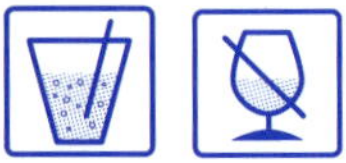

D. Nachfolgende Tagesdosen verteilt auf 3–4 Einzeldosen im Abstand von 4–8 h:

Sgl. (bis 6 Mon./bis 7 kg):	max. 375 mg/d
Sgl. (bis 12 Mon./bis 10 kg):	max. 500 mg/d
Kdr. (1–3 J./10–15 kg):	max. 750 mg/d
Kdr. (bis 6 J./bis 22 kg):	max. 1000 mg/d
Kdr. (6–12 J./22–40 kg):	max. 1000–1500 mg/d
Jgl./Erw. (> 12 J./> 40 kg):	max. 4000 mg/d

H. Nicht länger als 1 Wo. und nicht in höheren Dosen anwenden

KI. Neugeborene; L/N-Funktionsstör., kritische Indikationsstellung in der Schwangerschaft

NW. L/N-Schäden nach längerer Einnahme und Überdosierung, Überempfindlichkeitsreakt. (Atemnot), Blutbildveränderungen

WW. Alkohol u. Antiepileptika (z. B. Carbamazepin) u. Rifampicin (Gefahr von Leberschäden↑); Metoclopramid (P.-Wirkungseintritt beschleunigt), Chloramphenicol (Tox.↑), Colestyramin (P.↓)

Diese Angaben sind nicht vollständig – beachten Sie bitte die Erläuterungen und Hinweise in Abschnitt 2

PEFLOXACIN

Chemotherapeutikum (Gyrasehemmer)

D. Einmalig 2 FTA zu je 400 mg

H. An das Trinken von 2 l/d erinnnern; nicht zusammen mit Milch u. Milchprodukten einnehmen; Coffeinwirkung hält länger an

KI. Kdr. u. Jgl.vor Abschluß d. Wachstums; zerebrale Anfallsleiden

NW. M/D-Beschw., Kopfschmerzen, Schwindel, Schlafstör., Depressionen, Tendopathien, z. B. Achillessehnenentzündung

WW. Milch u. Antacida u. Eisen u. Zink (P.-Resorpt.$\downarrow$) – 2 h Abstand halten; Theophyllin$\uparrow$, Sulfonylharnstoff-Antidiabetika$\uparrow$

Diese Angaben sind nicht vollständig – beachten Sie bitte die Erläuterungen und Hinweise in Abschnitt 2

PENTAERYTHRITYLTETRA-NITRAT

Vasodilatator

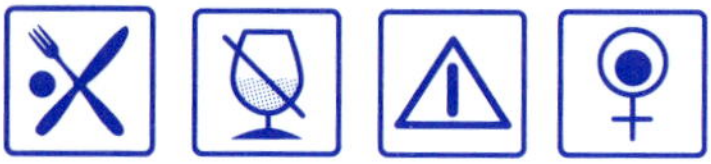

D. 2–3 × tgl. 50–80 mg (max. 300 mg/d), ausschleichende D.

H. Nicht ohne ärztlichen Rat absetzen

KI. Hypotonie systolisch < 90 mm Hg

NW. In der Einstellungsphase: Schläfendruck u. Kopfschmerzen (h); Flush (g), Schwäche, orthostat. Dysregulation

WW. Alkohol u. Antihypertonika z. B. β-Blocker u. Calciumantagonisten (blutdrucksenkende W.↑)

Diese Angaben sind nicht vollständig – beachten Sie bitte die Erläuterungen und Hinweise in Abschnitt 2

PENTOXIFYLLIN

Hämorheologikum, durchblutungsförderndes AM

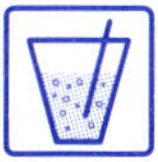

D. 2–3 × tgl. 200–400 mg (Retard) oder 2 × tgl. 600 mg (Retard)

KI. Akuter Herzinfarkt, Hirnblutung, Netzhautblutung

NW. M/D-Beschw. (g), Kopfschmerzen (g), Schwindel (g), Flush (g), Überempfindlichkeitsreakt. mit angioneurotischem Ödem, Verkrampfung d. Bronchialmuskulatur bis zu anaphylaktischem Schock (ss) – bei den ersten Anzeichen AM sofort absetzen und Arzt aufsuchen

WW. Antihypertonika↑, Antikoagulanzien↑, Theophyllin↑

Diese Angaben sind nicht vollständig – beachten Sie bitte die Erläuterungen und Hinweise in Abschnitt 2

PENTOXYVERIN

Antitussivum

D. **Kkdr. 1–3 J. (8–15 kg KG):** 1–2 × tgl. 8 mg Supp.
Kdr. ab 4 J. (> 15 kg KG): 1 × tgl. 20 mg Supp.
Jgl. u. Erw.: 3–4 × tgl. 20–50 mg oder 2 × tgl. 75 mg (Retard)

H. Vorsicht bei Kombination mit Sekretolytika – Gefahr des Sekretstaus

KI. Sgl. < 4 Mon. (Tr.), Kkdr. < 13 Mon. bzw. < 8 kg KG (Supp. 8 mg/Saft/Sirup), Kdr. < 4 J. bzw. < 15 kg KG (Supp. 20 mg), Kdr. < 14 J. (FTA/Kapseln)
Vorsichtig anwenden bei Sgl. u. Kkdr. mit bekannter Krampfbereitschaft

NW. M/D-Beschw. (g)

WW. Zentraldämpfende AM (sedierende W.↑)

Diese Angaben sind nicht vollständig – beachten Sie bitte die Erläuterungen und Hinweise in Abschnitt 2

PERAZIN

Neuroleptikum

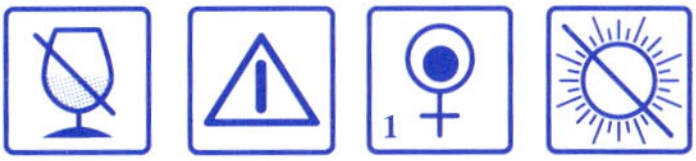

D. Bis 300 mg/d, einschleichende D.

KI. Akute Intoxikationen mit zentraldämpfenden AM u. Alkohol

NW. Dyskinesien, Parkinsonoid, Akathisie; Müdigkeit (g), Mundtrockenheit (g), Akkommodationsstör. (g), Blasenentleerungsstör. (g), Tachykardie (g), Agranulozytose (s) – (Anzeichen: Fieber, Zahnfleisch- u. Mundschleimhautentzündungen, Halsschmerzen ohne grippeähnliche Symptome) – sofort Arzt aufsuchen, keine Selbstmedikation dieser Symptome

WW. Alkohol (P.↑), zentraldämpfende AM↑ (P.↑), Antihypertonika↑, Anticholinergika↑, Levodopa↓, Metoclopramid (NW.↑)

Diese Angaben sind nicht vollständig – beachten Sie bitte die Erläuterungen und Hinweise in Abschnitt 2

PHENOXYMETHYLPENICILLIN

Orales Penicillin

A. Regelmäßige Einnahme, möglichst alle 8 h

D. **Sgl.:** 3 × tgl. 150000 I.E.
Kdr. 1–6 J.: 3 × tgl. 300000 I.E.
Kdr. 7–12 J.: 3 × tgl. 600000 I.E.
Erw.: 3 × tgl. 500000–1500000 I.E

H. Therapie nicht vorzeitig abbrechen. Susp. ist vor Gebrauch zu schütteln, begrenzt haltbar u. kühl aufzubewahren

KI. Bekannte Penicillinallergie, mögliche Kreuzallergie mit β-Lactamantibiotika (z. B. Cefalosporinen in ca. 5–10 %) beachten

NW. Allerg. Reakt. (g) (Exanthem bis Schock) können sofort bei Therapiebeginn u. innerhalb von Tagen bis Wochen während o. nach der Therapie auftreten; bei ersten Anzeichen (meist Hautrötung u. Nesselausschlag gefolgt von Fieber u. Atemnot) Therapie unterbrechen u. sofort Arzt aufsuchen, M/D-Beschw.; bei langanhaltenden, schweren Durchfällen Arzt aufsuchen

WW. Orale Kontrazeptiva↓ (mit Estrogenanteil unter 50 µg) – evtl. zusätzliche Verhütungsmittel anwenden; Tetracycline u. Makrolidantibiotika u. Chloramphenicol u. Sulfonamide (antagonistischer Effekt)

Diese Angaben sind nicht vollständig – beachten Sie bitte die Erläuterungen und Hinweise in Abschnitt 2

PHENPROCOUMON

Antikoagulans (Vit. K-Antagonist)

D. Ärztliche Dosierung (gemäß Quick-Wert/INR) einhalten

H. Nicht ohne ärztlichen Rat absetzen, Vitamin-K-reiche Nahrung nur in Maßen essen (z. B. Sauerkraut, Rot-, Weiß- u. Blumenkohl, Broccoli, Spinat, Kalbsleber, Weizenkeime). Patienten sollten ärztl. Ausweis über die Antikoagulanzientherapie bei sich tragen, (ggf. im Ausland 2 Amp. Vit. K_1)

KI. Erkr., mit erhöhter Blutungsbereitschaft o. bei Verdacht auf Läsionen des Gefäßsystems

NW. Zahnfleischbluten (h), Mikrohämaturie (h), Nasenbluten (g), Hämatome nach Verletzungen (g), M/D-Blutungen (g)

WW. Alkohol (bei akuter Alkohol-Aufnahme P.$\uparrow$, bei chron. Alkohol-Aufnahme P.$\downarrow$), Glibenclamid$\uparrow$, Glimepirid$\uparrow$; **Wirkungsverstärkung von Phenprocoumon bei Komb. mit:** ASS, NSAR, Allopurinol, Bezafibrat, Fenofibrat, Gemfibrozil, Lovastatin, Simvastatin, Cisaprid, Chloramphenicol, Cotrimoxazol, Doxycyclin, Makrolidantibiotika (z. B. Erythromycin, Clarithromycin, Roxithromycin), Fluconazol, Itraconazol, Ketoconazol, Levothyroxin-Natrium, Propafenon, Ticlopidin, Heparine, Valproinsäure
Wirkungsabschwächung von Phenprocoumon bei Komb. mit: Carbamazepin, Colestyramin
Weitere WW. vgl. Fachliteratur

Diese Angaben sind nicht vollständig – beachten Sie bitte die Erläuterungen und Hinweise in Abschnitt 2

PHENYTOIN

Antiepileptikum

D. Individuell, einschleichend, D.-Steigerung unter Serumspiegelkontrolle
Erhaltungsdosis: 300–400 mg/d; Therapie ausschleichend beenden

H. Nicht ohne ärztlichen Rat absetzen

KI. Herzinsuffizienz, AV-Block II. u. III. Grades, akuter Herzinfarkt, Leukopenie

NW. Gingivahyperplasie (h), Hypertrichose (h); ZNS-Stör.: Doppeltsehen, Tremor, Schwindel u. Schlaflosigkeit (häufig Zeichen einer Überdosierung); Knochenmarksdepression u. Hepatitis

WW. Alkohol (P.↓), Antacida (P.↓), hormonelle Kontrazeptiva↓, Tetracycline↓, Chloramphenicol (P.↑), orale Antikoagulanzien↓ (P.↑), Cotrimoxazol (P.↑), Carbamazepin↓ (P.↓), Azolantimykotika (P.↑), Felodipin↓, Nimodipin↓

Diese Angaben sind nicht vollständig – beachten Sie bitte die Erläuterungen und Hinweise in Abschnitt 2

PHOLEDRIN

Sympathomimetikum, Antihypotonikum

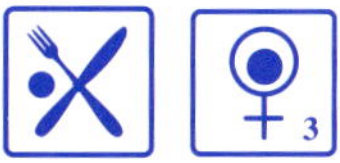

A. Bei Einnahme nach 16 Uhr Einschlafstör. mgl.

D. 1–3 × tgl. 10–20 mg oder 1–3 × tgl. 40 mg (Retard) oder morgens 80 mg (Retard)

H. In der Selbstmedikation nicht bei Hypertonie anwenden; bei langfristiger Gabe kann es bei mit Antidiabetika eingestellten Diabetikern zur Erhöhung d. Blutzuckerwerte kommen

KI. Prostatahypertrophie, KHK, Herzrhythmusstör., Hyperthyreose, Engwinkelglaukom
Vorsicht bei Langzeitanwendung u. hoher Dosierung im II. Trimenon der Schwangerschaft

NW. Herzrhythmusstör., Kopfschmerzen, Muskeltremor, Unruhe

WW. Appetitzügler (wechselseitige Toxizitätssteigerung), Antihistaminika (P.↑), α- u. β-Blocker (Blutdruck wird unkontrollierbar), Herzglykoside (Herzrhythmusstör.)

Diese Angaben sind nicht vollständig – beachten Sie bitte die Erläuterungen und Hinweise in Abschnitt 2

PIRACETAM

Antidementivum, durchblutungsförderndes Mittel

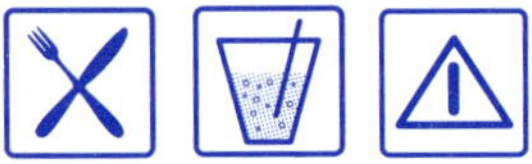

A. Bei Einnahme nach 16 Uhr Einschlafstör. mgl.

D. 3 × tgl. 800 mg oder 2 × tgl. 1200 mg, max. 4800 mg/d
Bei Demenz mind. 8 Wo. anwenden
Bei Niereninsuffizienz Dosisreduktion erforderlich!

H. Körperliches u. geistiges Training ist für die Therapie essentiell

NW. Gesteigerte Erregbarkeit (g), Schlaflosigkeit (g), Bewegungsdrang (g), M/D-Beschw. (g), Gewichtszunahme (g), depressive Verstimmung (g)

WW. Zentralstimulierende AM↑, Neuroleptika (Hyperkinesen↑), Schilddrüsenhormone (zentrale W.↑)

Diese Angaben sind nicht vollständig – beachten Sie bitte die Erläuterungen und Hinweise in Abschnitt 2

PIRETANID

Schleifendiuretikum

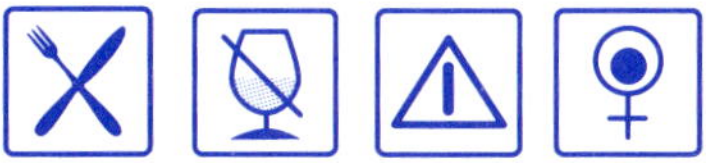

A. Um Nachtruhe nicht zu stören, nach Möglichkeit nicht zum Abend einnehmen

D. 1–2 × tgl. 3–6 mg (morgens u. ggf. mittags)

H. Auf kaliumreiche Ernährung achten (z. B. Bananen, getrocknete Aprikosen). Verschlechterung von Zucker-, Blutfett- u. Harnsäurewerten mgl., erhöhte Thromboseneigung

KI. Starke Harnflußbehinderung, Niereninsuffizienz mit Anurie, schwere Hypokaliämie

NW. Kopfschmerzen, Schwindel, Wadenkrämpfe, Muskelverspannung (Magnesium↓), Mundtrokkenheit, Thromboseneigung↑, Gichtanfälle↑

WW. Laxanzien (z. B. Anthranoide, Bisacodyl, Natriumpicosulfat) steigern Hypokaliämie, NSAR (P.↓), orale Antidiabetika↓, Lithium↑, ACE-Hemmer (verstärkter Blutdruckabfall), Herzglykoside (Toxizitätssteigerung infolge Hypokaliämie), Aminoglykoside (Ototoxizität↑)

Diese Angaben sind nicht vollständig – beachten Sie bitte die Erläuterungen und Hinweise in Abschnitt 2

PIROXICAM

NSAR

D. **Initial:** 40 mg/d (bis 2 Tage)
Erhaltungsdosis: 20 mg/d
Diese Tagesdosen dürfen nicht überschritten werden, vor allem bei Pat. > 60 J.

H. Bei starken Schmerzen bes. im Oberbauch und/oder Schwarzfärbung des Stuhls sofort Arzt aufsuchen

KI. Kdr. < 14 J.; M/D-Ulcera

NW. Kopfschmerzen (20–60 %), M/D-Ulcera (20–25 %), Benommenheit (g), Schwindel

WW. Weitere NSAR (NW.↑), orale Antikoagulanzien↑, Methotrexat (Tox.↑), Ciclosporin (Nephrotox.↑), Lithium↑, Glucocorticoide (Risiko M/D-Blutung↑), Diuretika u. Antihypertonika (Blutdruck↑), kaliumsparende Diuretika u. ACE-Hemmer↓ (Hyperkaliämie↑), Sulfonylharnstoff-Antidiabetika↑, Digoxin (Serumspiegel↑)

Diese Angaben sind nicht vollständig – beachten Sie bitte die Erläuterungen und Hinweise in Abschnitt 2

PRAVASTATIN

Lipidsenker, Cholesterol-Synthese-Enzymhemmer

A. Vor dem Schlafengehen

D. **Initial:** 10–20 mg/d, Steigerung bis 40 mg/d, Dosisanpassung nach frühestens 4 Wo.

H. Langfristige, regelmäßige Einnahme sowie cholesterinarme Diät erforderlich; bei Muskelschmerzen u. Muskelschwäche Arzt aufsuchen

KI. Kdr. u. Jgl.; Leberfunktionsstör., Myopathie

NW. M/D-Beschw. (g), Kopfschmerzen (g), Hautausschlag (g), Muskelschmerzen u. Muskelschwäche (g)

WW. Orale Antikoagulanzien (Prothrombinzeit verlängert); Immunsuppressiva (z. B. Ciclosporin) u. weitere Lipidsenker (z. B. Fibrate, Nicotinsäure) u. Erythromycin erhöhen das Myopathie-Risiko; Colestyramin (P.↓) – 4 h Abstand halten

Diese Angaben sind nicht vollständig – beachten Sie bitte die Erläuterungen und Hinweise in Abschnitt 2

PRAZOSIN

Antihypertonikum (peripherer α_1-Rezeptorenblocker)

A. Bei Neueinstellung/Dosissteigerung o. nach Therapieunterbrechung erste Dosis vor dem Schlafengehen o. nach der Einnahme hinlegen; regelmäßige Einnahme

D. Einschleichende D., max. 20 mg/d verteilt auf 4 ED

H. Nicht ohne ärztlichen Rat absetzen. Blutdruckmessung im Sitzen u. Stehen

KI. Kdr. < 12 J.; Herzinsuffizienz

NW. Kopfschmerzen, Schwindel, orthostatische Dysregulation (insbesondere 1/2 h nach Tabletteneinnahme)

WW. Weitere blutdrucksenkende AM (verstärkter Blutdruckabfall mgl.)

Diese Angaben sind nicht vollständig – beachten Sie bitte die Erläuterungen und Hinweise in Abschnitt 2

PREDNICARBAT

Nichthalogeniertes Glucocorticoid

A. Nur lokale A.; nicht ins Auge gelangen lassen

D. 1–2 × tgl. dünn auftragen und leicht einreiben, Therapiedauer möglichst nicht über 4 Wo.

H. Bei großflächiger A. in hoher Konz. NW. u. WW. (s. Glucocorticoide) beachten
Salbe: Bei A. im Genitalbereich kann es wegen der Hilfsstoffe zur Beeinträchtigung der Sicherheit von Kondomen kommen

KI. Nichttherapierte Infektionen (Bakterien, Viren, Pilze), Vakzinationsreakt., Schwangerschaft im 1. Trimenon bei großflächiger A. (> 30 % d. Körperoberfläche) o. Therapie > 4 Wo., Vorsicht bei Sgl.

NW. Hautreizungen (g)
Nach Langzeit-A.: Hautatrophien, Striae, Teleangiektasien, Steroidakne, Hypertrichosis sowie syst. NW. (s. Glucocorticoide) mgl.

Diese Angaben sind nicht vollständig – beachten Sie bitte die Erläuterungen und Hinweise in Abschnitt 2

PREDNISOLON

Nichthalogeniertes Glucocorticoid

A. Tbl. unzerkaut einnehmen

D. Individuell, ausschleichende D. bei Einnahme über 2 Wo.

H. Nicht ohne ärztlichen Rat absetzen; viel Bewegung, bewußte Ernährung (bevorzugt Obst, bes. Bananen, Gemüse, Milch, wenig Fett u. KH, Salz meiden); tägliche Gewichtskontrolle. Bei Ulcus-Anamnese ggf. Antacida einnehmen
AS: keine Kontaktlinsen tragen

KI. Schwerer Diabetes, Glaukom, M/D-Ulcera, ausgeprägte Hypertonie, Infektionen (Bakterien, Viren, Pilze, Parasiten), psychiatrische Anamnese, schwere Osteoporose, 8 Wo. vor bis 2 Wo. nach Schutzimpfungen; kritische Indikationsstellung im Wachstumsalter
Für Substitution oder bei vitaler Indikation keine KI.

NW. **Bei kurzfristiger A. (bis 10 d):** geringe NW., jedoch Blutungen im M/D-Trakt, Blutdruckanstieg u. herabgesetzte Widerstandsfähigkeit gegenüber Infektionen mgl.
Bei längerfristiger A. über 7,5 mg/d: Osteoporose, Natrium- u. Wasserretention mit Ödembildung, verminderte Glucosetoleranz u. Diabetes, Gewichtszunahme, Fettverteilungsstör., Infektionsresistenz↓, Maskierung von Entzündungen, Wundheilung↓, Stimmungsschwankungen, akute Psychosen
Bei längerfristiger lokaler A.: syst. NW. mgl. sowie Hautatrophien u.w.

WW. NSAR (M/D-Blutungsgefahr↑), Antidiabetika↓, Herzglykoside↑ (durch Kaliummangel), ACE-Hemmer (Blutbildveränderungen), orale Antikoagulanzien↓, Saluretika (Kalium-Ausscheidung↑); Rifampicin u. Phenytoin u. Barbiturate (P.↓)

Diese Angaben sind nicht vollständig – beachten Sie bitte die Erläuterungen und Hinweise in Abschnitt 2

PROMETHAZIN

Neuroleptikum

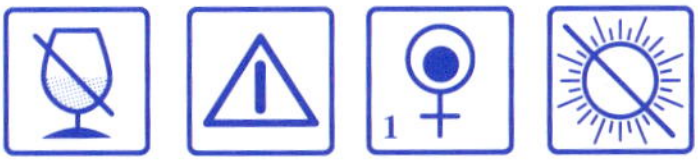

D. 1–3 × tgl. 25–50 mg

KI. Akute Intoxikation mit zentraldämpfenden AM u. Alkohol

NW. Dyskinesien, Parkinsonoid, Akathisie; Müdigkeit (g), Mundtrockenheit (g), Akkomodationsstör. (g), Blasenentleerungsstör. (g), Tachykardie (g); Agranulozytose (s) – (Anzeichen: Fieber, Zahnfleisch- u. Mundschleimhautentzündungen, Halsschmerzen ohne grippeähnliche Symptome) – sofort Arzt aufsuchen, keine Selbstmedikation dieser Symptome

WW. Alkohol (P.↑), zentraldämpfende AM↑ (P.↑), Antihypertonika↑, Anticholinergika↑, Levodopa↓, Metoclopramid (NW.↑)

Diese Angaben sind nicht vollständig – beachten Sie bitte die Erläuterungen und Hinweise in Abschnitt 2

PROPAFENON

Antiarrhythmikum

A. Tbl. nicht lutschen o. kauen (P. ist sehr bitter u. lokalanästhetisch)

D. 3 × tgl. 150 mg bis max. 3 × tgl. 300 mg

H. Zahnarzt auf P.-Einnahme hinweisen

KI. Manifeste Herzinsuffizienz, innerhalb der ersten 3 Mon. nach Myokardinfarkt, schwere obstruktive Lungenerkr. (z. B. Asthma)

NW. M/D-Beschw. (Übelkeit, Verstopfung), Geschmacksstör., orthostatische Regulationsstör.; P. hat selbst eine proarrhythmogene Potenz

WW. Herzglykoside↑, β-Blocker↑ (P.↑), tricycl. Antidepressiva↑ (P.↑), Theophyllin↑, Cimetidin u. Chinidin (P.↑), orale Antikoagulanzien↑

Diese Angaben sind nicht vollständig – beachten Sie bitte die Erläuterungen und Hinweise in Abschnitt 2

PROPIVERIN

Anticholinergikum, Spasmolytikum

A. Regelmäßige Einnahme (außer postoperative A.)
Erw.: mind. 3 Wo.
Kdr: mind. 3 Mon.

D. **Erw.:** 2–3 × tgl. 15 mg
Kdr.: 2 × tgl. 0,4 mg/kg KG

H. Vorsicht bei Engwinkelglaukom

KI. Stillzeit, Blasenentleerungsstör. mit Restharnbildung, mech. Stenosen im M/D-Bereich, Tachyarrhythmie, Pollakisurie kardialer o. renaler Genese

NW. Mundtrockenheit (h), Akkommodationsstör. (h), zentralnervöse Stör., Abnahme d. Schweißdrüsensekretion

WW. Antihistaminika (anticholinerge W.↑), tri- u. tetracyclische Antidepressiva (P.↑), Neuroleptika (P.↑), β-Sympathomimetika (P.↑), Metoclopramid↓ (P.↓)

Diese Angaben sind nicht vollständig – beachten Sie bitte die Erläuterungen und Hinweise in Abschnitt 2

PROPRANOLOL

β-Rezeptorenblocker

A. Regelmäßige Einnahme

D. Bis 320 mg/d, verteilt auf mehrere ED; ein- u. ausschleichende D. erforderlich

H. Nicht ohne ärztlichen Rat absetzen! Diabetiker darauf hinweisen, daß die Frühwarnzeichen einer drohenden Unterzuckerung durch Propranolol maskiert werden können. Kontaktlinsenträger informieren, daß Augen evtl. trockener werden

KI. Asthma, Hypotonie (RR systolisch < 90 mm Hg), Bradykardie (< 50/min.), schwere Durchblutungsstör.

NW. In der Einstellungsphase: Müdigkeit, Schwindel, Kopfschmerzen, M/D-Beschw.; kalte Extremitäten, Verschlechterung der Blutfettwerte mgl.

WW. Insulin u. Sulfonylharnstoff-Antidiabetika u. Metformin (Hypoglykämierisiko↑); andere antiarrhythmisch wirksame AM (Reizleitungsstör. u. Minderung der Herzkraft), Cimetidin (P.↑)

Diese Angaben sind nicht vollständig – beachten Sie bitte die Erläuterungen und Hinweise in Abschnitt 2

PROPYPHENAZON

Antipyretikum, Antiphlogistikum, Analgetikum

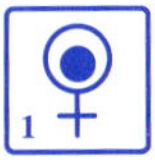

D. **Kdr. (1–6 J.):** 1–3 × tgl. 200 mg (Supp.)
Kdr. > 7 J.: bis 1200 mg/d in 3–4 ED
Erw.: max. 4000 mg/d in 3–4 ED

H. Schwerwiegendes Risiko einer allergischen Sofortreaktion mit Schocksymptomatik (ss); bei den ersten Anzeichen eines Schocks sofort Arzt aufsuchen; Langzeit-A. vermeiden (Agranulozytosegefahr); Propyphenazon sollte in der Selbstmedikation Mittel der II. Wahl sein

KI. Überempfindlichkeit gegen Pyrazolone, Analgetika-Intoleranz (Asthma), Blutbildungsstör., strenge Indikationsstellung 6 Wo. vor d. Entbindung

NW. Hautreaktionen, Schock, Nierenentzündung, Oligurie, Anurie

WW. Colestyramin (P.↓)

Diese Angaben sind nicht vollständig – beachten Sie bitte die Erläuterungen und Hinweise in Abschnitt 2

RAMIPRIL

Antihypertonikum, ACE-Hemmer

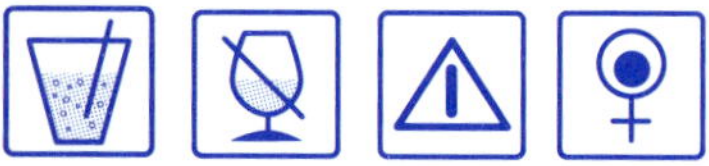

A. Regelmäßige Einnahme

D. **Initial:** 1 × tgl. 2,5 mg (morgens), nach 3 Wo. Steigerung auf 1 × tgl. 5 mg mgl., max. 10 mg/d; vorsichtige, einschleichende D. bei Patienten unter Diuretikatherapie (Gefahr übermäßiger Blutdrucksenkung)

H. Kein ASS zur Schmerztherapie in der Selbstmedikation empfehlen; nicht ohne ärztlichen Rat absetzen

KI. Kdr. < 14 J.; schwere Nierenfunktionsstör., Kardiomyopathie

NW. Trockener Reizhusten (g), Kopfschmerzen (g), Schwindel (g), Brustschmerzen, Durchfall, Hautausschlag (g); Quincke-Ödem im Gesicht (s) – kann lebensbedrohlich sein, ACE-Hemmer sofort absetzen u. Arzt aufsuchen

WW. Alkohol↑, ASS (R.↓), Kalium-Präparate u. kaliumsparende Diuretika (Hyperkaliämie), Antihypertonika (Blutdruck↓), Allopurinol u. Azathioprin (Leukopenierisiko↑), Lithium↑, orale Antidiabetika u. Insulin (Hypoglykämierisiko↑), NSAR (R.↓), Saluretika (R.↑)

Diese Angaben sind nicht vollständig – beachten Sie bitte die Erläuterungen und Hinweise in Abschnitt 2

RANITIDIN

Ulcustherapeutikum (H_2-Antagonist)

D. **Akuttherapie:** 1 × tgl. 300 mg vor dem Schlafengehen oder 2 × tgl. 150 mg (morgens u. abends) für 4–8 Wo.; max. 600 mg/d
Rezidivprophylaxe: 1 × tgl. 150 mg vor dem Schlafengehen

H. Nicht ohne ärztlichen Rat absetzen; Alkohol u. Nicotin meiden

KI. Kdr. < 10 J.

NW. In der Einstellungsphase: Kopfschmerzen (g), Schwindel (g), M/D-Beschw. (g)

WW. Ketoconazol u. Itraconazol (Resorpt. ↓) – 2 h Abstand halten

Diese Angaben sind nicht vollständig – beachten Sie bitte die Erläuterungen und Hinweise in Abschnitt 2

ROXITHROMYCIN

Makrolidantibiotikum

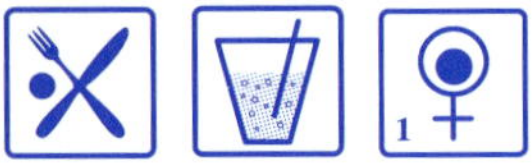

A. 15 min vor dem Essen

D. 2 × tgl. 150 mg oder 1 × tgl. 300 mg (nicht bei schweren Leberfunktionsstör.)

H. Therapie nicht vorzeitig abbrechen; mgl. Kreuzresistenz mit anderen Makrolidantibiotika beachten

KI. Schwere Leberfunktionsstör.

NW. M/D-Beschw. (g)

WW. Astemizol u. Terfenadin (Herzrhythmusstör.), Theophyllin↑, orale Antikoagulanzien↑, Dihydroergotamin u. Mutterkornalkaloide (Vasokonstriktion↑), Lincomycine↓ (R.↓), Carbamazepin↑, Digoxin↑, Cisaprid↑, Ciclosporin (Plasma-Konz.↑), Penicilline (antagonistischer Effekt)

Diese Angaben sind nicht vollständig – beachten Sie bitte die Erläuterungen und Hinweise in Abschnitt 2

SALBUTAMOL

Broncholytikum, β_2-Sympathomimetikum

D. **Oral:** Erw. u. Kdr. > 12 J.: morgens u. abends 8 mg (Retard)
DA: Erw. 1–2 Hübe im Abstand von 1 min; weitere Hübe frühestens nach 3 h, max. 10 Hübe/d; bei ansteigendem Bedarf ist wegen der Gefahr einer Exazerbation des Asthmas der Arzt aufzusuchen

H. Kontakt d. Inhalations-Lsg.(auch in vernebelter Form) mit den Augen vermeiden. Keine Gabe kurz vor d. Geburt (Wehenhemmung); Inh. in d. Schwangerschaft mgl.

KI. Akuter Herzinfarkt; Vorsicht bei schwerer Hyperthyreose

NW. (h/g, dosisabhängig u. meistens in der Einstellungsphase): Unruhe, Palpitationen, Tremor; Tachykardie

WW. Antidiabetika↓, β-Sympathomimetika u. Theophyllin u. Anticholinergika (W. u. NW. von Salbutamol↑), β-Blocker (S.↓, Bronchospasmen mgl.), MAO-Hemmer u. tricyclische Antidepressiva (S.-NW.↑)

Diese Angaben sind nicht vollständig – beachten Sie bitte die Erläuterungen und Hinweise in Abschnitt 2

SIMETHICON

Karminativum

A. Bei Bedarf auch vor dem Schlafengehen einnehmen; Susp. gut schütteln! Tbl. zerkauen

H. Blähendes Gemüse, schwerverdauliche Weißmehlprodukte, Milch u. Käse meiden, ballaststoffreiche Kost bevorzugen

Diese Angaben sind nicht vollständig – beachten Sie bitte die Erläuterungen und Hinweise in Abschnitt 2

SIMVASTATIN

Lipidsenker (Cholesterol-Synthese-Enzymhemmer)

A. Abends

D. (5) 10–40 mg/d, Dosisanpassung frühestens nach 4 Wo.

H. Langfristige, regelmäßige Einnahme u. cholesterinarme Diät erforderlich; bei Muskelschmerzen u. Muskelschwäche Arzt aufsuchen

KI. Kdr. u. Jgl.; Leberfunktionsstör., Myopathie

NW. M/D-Beschw. (g), Kopfschmerzen (g), Hautausschlag, Muskelschmerzen u. Muskelschwäche

WW. Orale Antikoagulanzien (Prothrombinzeit verlängert); Immunsuppressiva (z. B. Ciclosporin) u. weitere Lipidsenker (z. B. Fibrate, Nicotinsäure) u. Erythromycin erhöhen das Myopathie-Risiko; Colestyramin (S.↓) – 4 h Abstand halten

Diese Angaben sind nicht vollständig – beachten Sie bitte die Erläuterungen und Hinweise in Abschnitt 2

SOTALOL

β-Rezeptorenblocker

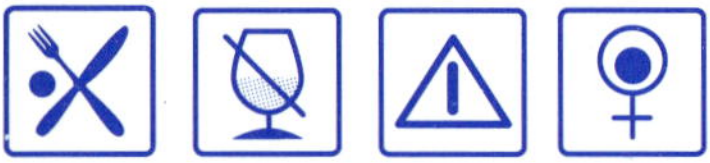

A. Regelmäßige Einnahme

D. 2–3 × tgl. 80 mg bis 2 × tgl. 160 mg, ein- u. ausschleichende D. erforderlich

H. Nicht ohne ärztlichen Rat absetzen! Diabetiker darauf hinweisen, daß die Frühwarnzeichen einer drohenden Unterzuckerung durch Sotalol maskiert werden können. Kontaktlinsenträger informieren, daß Augen evtl. trockener werden

KI. Asthma, Hypotonie (RR systolisch < 90 mm Hg), Bradykardie (< 50/min.), schwere Durchblutungsstör.

NW. In der Einstellungsphase: Müdigkeit (g), Schwindel (g), Kopfschmerzen (g), M/D-Beschw.; Dyspnoe, kalte Extremitäten, Verschlechterung der Blutfettwerte mgl.

WW. Astemizol u. Halofantrin u. Terfenadin (Arrhythmien mgl.); Insulin u. Sulfonylharnstoff-Antidiabetika u. Metformin (Hypoglykämierisiko↑); andere antiarrhythmisch wirksame AM (Reizleitungsstör. u. Minderung der Herzkraft)

Diese Angaben sind nicht vollständig – beachten Sie bitte die Erläuterungen und Hinweise in Abschnitt 2

SPIRONOLACTON

Aldosteronantagonist

D. **Erhaltungsdosis:** 50–100 mg/d; max. 200 mg/d

H. Patienten unter Spironolacton sollten kein ASS zur Schmerztherapie erhalten

KI. Nierenfunktionsstör.

NW. Gynäkomastie (h), Müdigkeit (g), Schwäche (g)

WW. ASS (S.↓), Kalium-Präparate (Hyperkaliämie↑), ACE-Hemmer u. NSAR (S.↓) verstärken Hyperkaliämie

Diese Angaben sind nicht vollständig – beachten Sie bitte die Erläuterungen und Hinweise in Abschnitt 2

SULFASALAZIN

Chemotherapeutikum

 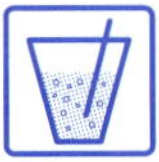

D. **Oral:** chronische Polyarthritis: einschleichend dosieren bis 3000 mg/d in 3 ED
Chronische Darmentzündung:
Initial: 3000–4000 mg/d in 3 ED, Erhaltungsdosis: 2000–3000 mg/d in 3 ED
Supp.: morgens u. abends 500–1000 mg
Klysma: abends 3000 mg

H. Wirkungseintritt nach 8–10 Wo.; Langzeitbehandlung. Reichliches Trinken wird empfohlen; bei Frauen im gebärfähigen Alter ohne sichere Empfängnisverhütung Folsäuresubstitution notwendig; regelmäßige ärztliche Leber-, Nieren- u. Blutbildkontrolle

KI. Schwere L/N-Funktionsstör., Blutbildveränderungen, Ileus

NW. M/D-Beschw. (h), entzündlicher Hautausschlag (h), Kopfschmerzen (h), Blutbildveränderungen (g), Folsäuremangel (g), psychische Veränderungen (g), Asthma (g)

WW. Eisen (S.↓), Colestyramin (S.↓), Antibiotika – z. B. Ampicillin, Neomycin u. Rifampicin (S.↓), Sulfonylharnstoff-Antidiabetika (Hypoglykämierisiko↑)

Diese Angaben sind nicht vollständig – beachten Sie bitte die Erläuterungen und Hinweise in Abschnitt 2

SULPIRID

Neuroleptikum (Dopaminantagonist)

 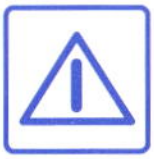

A. Bei Einnahme nach 16 Uhr Einschlafstör. mgl.

D. 100–300 mg/d (ambulant)

H. W. setzt ggf. erst nach 1 Wo. ein

KI. Manische Phasen, Epilepsie, M. Parkinson, akute Alkohol-, Schlafmittel-, Analgetika- (Opiat-) u. Psychopharmaka-Intoxikation

NW. Dyskinesien, Parkinsonoid, Mundtrockenheit, Tachykardie, endokrine Stör. durch Hyperprolaktinämie (Vergrößerung d. Brustdrüse, Zyklusstör.)

WW. Alkohol↑, zentraldämpfende AM↑, zentralerregende AM↑

Diese Angaben sind nicht vollständig – beachten Sie bitte die Erläuterungen und Hinweise in Abschnitt 2

TALINOLOL

β-Rezeptorenblocker

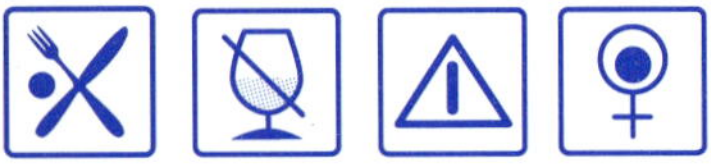

A. Regelmäßige Einnahme

D. 100–300 mg/d in 2 ED; ausschleichende D. erforderlich

H. Nicht ohne ärztlichen Rat absetzen! Diabetiker darauf hinweisen, daß die Frühwarnzeichen einer drohenden Unterzuckerung durch Talinolol maskiert werden können. Kontaktlinsenträger informieren, daß die Augen evtl. trockener werden

KI. Asthma, Hypotonie (RR systolisch < 90 mm Hg), Bradykardie (< 50/min)

NW. In der Einstellungsphase: Müdigkeit (g), Schwindel (g), Kopfschmerzen (g), M/D-Beschw.; kalte Extremitäten, Verschlechterung der Blutfettwerte mgl.

WW. Insulin u. Sulfonylharnstoff-Antidiabetika u. Metformin (Hypoglykämierisiko↑); andere antiarrhythmisch wirksame AM (Reizleitungsstör. u. Minderung der Herzkraft), Sulfasalazin (T.↓)

Diese Angaben sind nicht vollständig – beachten Sie bitte die Erläuterungen und Hinweise in Abschnitt 2

TAMOXIFEN

Zytostatikum (Antiestrogen)

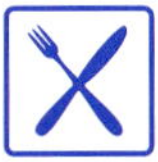 

D. 20–40 mg/d in 2 ED (morgens u. abends)

H. Eine sichere nichthormonelle Schwangerschaftsverhütung sollte gewährleistet sein

KI. Schwangerschaft, Stillzeit, schwere Leukopenie, Thrombopenie; schwere Hypercalcämie

NW. Besonders in der Einstellungsphase: Knochenschmerzen (g); M/D-Beschw., Juckreiz im Genitalbereich, Ödeme, Hitzewallungen, Blutbildveränderungen (Leuko-, Thrombopenien)

WW. Hormonpräp. (gegenseitige Wirkungsverminderung, bes. Kontrazeptiva), orale Antikoagulanzien↑

Diese Angaben sind nicht vollständig – beachten Sie bitte die Erläuterungen und Hinweise in Abschnitt 2

TEMAZEPAM

Hypnotikum

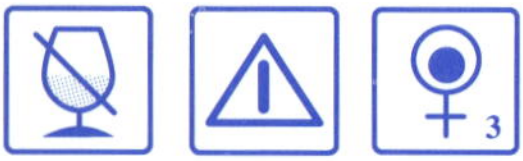

A. Kurz vor dem Schlafengehen; nicht auf vollen Magen (sonst verzögerter Wirkungseintritt u. Überhangeffekte am Morgen)

D. Bis max. 40 mg abends

H. Cave: Abhängigkeit, Entzugssyndrom

KI. Kdr. u. Jgl. (Ausnahmen vgl. Fachliteratur); AM-, Drogen-, Alkoholabhängigkeit

NW. Müdigkeit (h), Konzentrationsschwäche (h)

WW. Alkohol↑ (T.↑), zentralwirksame AM↑ (auch Dextromethorphan u. Antiallergika, z. B. Diphenhydramin), Muskelrelaxanzien↑

Diese Angaben sind nicht vollständig – beachten Sie bitte die Erläuterungen und Hinweise in Abschnitt 2

TERAZOSIN

Antihypertonikum (peripherer α_1-Rezeptorenblocker)

A. Bei Neueinstellung/Dosissteigerung o. nach Therapieunterbrechung erste Dosis vor dem Schlafengehen o. nach der Einnahme hinlegen; regelmäßige Einnahme

D. Einschleichende D.; initial 1 × tgl. 1 mg abends, langsam über Tage bis Wochen steigernd auf max. 20 mg/d

H. Nicht ohne ärztlichen Rat absetzen. Blutdruckmessung im Sitzen u. Stehen

KI. Kdr. < 12 J.

NW. Kopfschmerzen, Schwindel, orthostatische Dysregulation

WW. Weitere blutdrucksenkende AM (verstärkter Blutdruckabfall mgl.)

Diese Angaben sind nicht vollständig – beachten Sie bitte die Erläuterungen und Hinweise in Abschnitt 2

TERFENADIN

Antihistaminikum

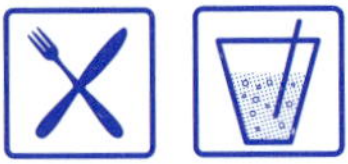

D. 2 × tgl. 60 mg (morgens u. abends) oder 1 × tgl. 120 mg (morgens)

KI. Kdr. < 1 J. (Susp.), Kdr. < 6 J. (Tbl. zu 60 mg), Kdr. < 12 J. (Tbl. zu 120 mg); schwere Leberfunktionsstör., Herzrhythmusstör.; Komb. mit Azolantimykotika wie Ketoconazol, Itraconazol; Komb. mit Makrolidantibiotika wie Clarithromycin, Erythromycin, Josamycin, Troleandromycin

NW. Bei Auftreten von Schwindel o. Herzklopfen AM absetzen u. Arzt aufsuchen

WW. Ketoconazol u. Itraconazol u. andere Azolderivate u. Makrolidantibiotika wie Clarithromycin, Erythromycin, Josamycin u. Troleandromycin (Verzögerung der T.-Ausscheidung, Herzrhythmusstör.)

Diese Angaben sind nicht vollständig – beachten Sie bitte die Erläuterungen und Hinweise in Abschnitt 2

TETRAZEPAM

Myotonolytikum

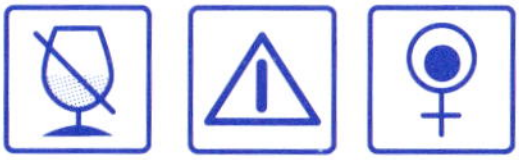

D. **Initial:** 50 mg/d
Steigerung auf 400 mg/d mgl., verteilt auf mehrere ED

H. Überhangeffekte am Morgen nach abendlicher Gabe mgl. Cave: Abhängigkeit, Entzugssyndrom

KI. Kdr. < 1 J.; AM-, Drogen-, Alkoholabhängigkeit

NW. Müdigkeit (h), Konzentrationsschwäche (h)

WW. Alkohol↑ (T.↑), zentralwirksame AM↑ (auch Dextromethorphan u. Antiallergika, z. B. Diphenhydramin), Cimetidin (T.↑), Muskelrelaxanzien↑

Diese Angaben sind nicht vollständig – beachten Sie bitte die Erläuterungen und Hinweise in Abschnitt 2

THEOPHYLLIN

Broncholytikum

A. Morgens u. abends, Einnahme am Abend kurz vor d. Schlafengehen

D. 500–1500 mg/d; D. langsam über 2- 3 Tage steigern

H. Rauchen vermeiden

KI. Akuter Herzinfarkt, Herzrhythmusstör.; strenge Indikationsstellung im I. u. II. Trimenon der Schwangerschaft

NW. Zentralnervöse Stör., M/D-Beschw., Tachykardie. NW. sind häufig Zeichen einer Überdosierung

WW. Coffein↑ (T.↑), Nicotin (T.↓), β-Sympathomimetika (T.); erhöhte Überdosierungsgefahr bei Komb. mit Chinolonen (z. B. Ciprofloxacin u. Enoxacin – Dosisreduktion erforderlich) u. Makrolid-Antibiotika u. Cimetidin u. Allopurinol; Lithium↓, β-Blocker↓, Diuretika↑, Ticlopidin (T.↑)

Diese Angaben sind nicht vollständig – beachten Sie bitte die Erläuterungen und Hinweise in Abschnitt 2

THIAMAZOL

Thyreostatikum

A. Bei Langzeittherapie regelmäßig morgens einnehmen

D. **Initial:** 20–40 mg/d in 3 ED
Erhaltungsdosis: 2,5–10 mg/d

KI. Blutbildveränderungen (Granulozytopenie), Stillzeit

NW. Allerg. Hauterscheinungen, z. B. Jucken, Nesselsucht (h); Agranulozytose – bei 0,3–0,6 % der Patienten, auch noch Monate nach Therapiebeginn – (Anzeichen: Fieber, Zahnfleisch- u. Mundschleimhautentzündungen, Halsschmerzen ohne grippeähnliche Symptome) – sofort Arzt aufsuchen, keine Selbstmedikation dieser Symptome

WW. Jodüberschuß (T.↓), Jodmangel (T.↑)

Diese Angaben sind nicht vollständig – beachten Sie bitte die Erläuterungen und Hinweise in Abschnitt 2

TICLOPIDIN

Thrombozytenaggregationshemmer

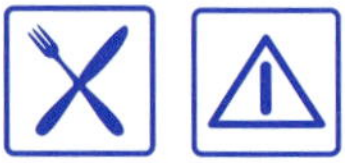

D. 2 × tgl. 250 mg

H. Bei Fieber, Halsentzündung, Mundgeschwüren o. Hämatomen sollte sofort Blutbildkontrolle erfolgen. In den ersten 3 Mon. der Therapie Differentialblutbildkontrolle in 14tägigen Abständen

KI. Kdr., Stillzeit; Erkr., die mit erhöhter Blutungsneigung o. Blutbildveränderungen einhergehen, gastrointestinale Blutungen

NW. In der Einstellungsphase: M/D-Beschw. (h); Schwindel (g), Kopfschmerzen (g), Schwäche (g), Appetitlosigkeit (g), Hautausschlag (g), Erhöhung der Cholesterin- u. Triglyceridwerte (h)

WW. Erhöhte Blutungsneigung durch ASS u. NSAR u. Heparin u. orale Antikoagulanzien; Antacida (T.↓), Cimetidin (T.↑), Theophyllin↑

Diese Angaben sind nicht vollständig – beachten Sie bitte die Erläuterungen und Hinweise in Abschnitt 2

TILIDIN/NALOXON

Analgetikum

D. **ED:** 50–100 mg Tilidin
TD: 400 mg Tilidin (max.)

H. Wirkdauer 4–6 h; körperliche Belastung meiden (Verminderung der NW.); bei Schwindelgefühl hinlegen

KI. Kdr. < 1 J.; Abhängigkeitserkr., erhöhte zerebrale Krampfbereitschaft
Wegen d. Naloxonanteils nicht zur Entzugsbehandlung Opiatabhängiger bestimmt (es kommt zur Verstärkung der Entzugserscheinungen)

NW. Schwindel, Übelkeit u. Erbrechen (g), Obstipation (bei höheren Dosen), Veränderungen der Aktiviertheit

WW. Zentraldämpfende AM↑

Diese Angaben sind nicht vollständig – beachten Sie bitte die Erläuterungen und Hinweise in Abschnitt 2

TORASEMID

Schleifendiuretikum

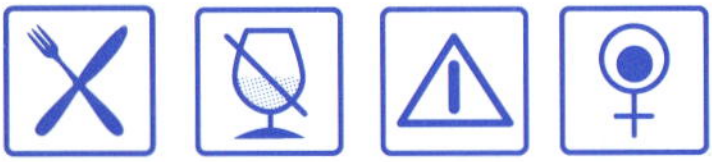

A. Um Nachtruhe nicht zu stören, nach Möglichkeit nicht zum Abend einnehmen

D. Zur Hypertoniebehandlung 1 × tgl. 2,5 mg, bei nicht ausreichender Wirkung Dosissteigerung nach ca. 3 Mon. auf 1 × tgl. 5 mg

H. Auf kaliumreiche Ernährung achten (z. B. Bananen, getrocknete Aprikosen). Verschlechterung von Zucker-, Blutfett- u. Harnsäurewerten mgl., erhöhte Thromboseneigung

KI. Starke Harnflußbehinderung, Niereninsuffizienz mit Anurie, schwere Hypokaliämie

NW. Kopfschmerzen, Schwindel, Wadenkrämpfe, Muskelverspannung (Magnesium↓), Mundtrokkenheit, Thromboseneigung↑, Gichtanfälle↑

WW. Laxanzien (z. B. Anthranoide, Bisacodyl, Natriumpicosulfat) steigern Hypokaliämie; NSAR (T.↓), orale Antidiabetika↓, Lithium↑, ACE-Hemmer (verstärkter Blutdruckabfall), Herzglykoside (Toxizitätssteigerung infolge Hypokaliämie), Aminoglykoside (Ototoxizität↑)

Diese Angaben sind nicht vollständig – beachten Sie bitte die Erläuterungen und Hinweise in Abschnitt 2

TRAMADOL

Analgetikum

D. **ED:** 50–100 mg
TD: 400 mg (max.), Dosisanpassung bei eingeschränkter L/N-Funktion

H. Cave: Abhängigkeit; Wirkdauer ca. 2 h, daher Retardformen bevorzugen

KI. Kdr. < 1 J.; akute Alkohol-, Analgetika-, Schlafmittel- o. Psychopharmaka-Intoxikation, Drogensubstitution, erhöhte zerebrale Krampfbereitschaft
Vorsicht in der Schwangerschaft u. Stillzeit

NW. Übelkeit, Schwitzen, Mundtrockenheit, Schwindel, Tachykardie, Blutdruckabfall, Veränderung der Aktiviertheit

WW. Zentraldämpfende Pharmaka↑, Neuroleptika (Krampfanfälle↑)

Diese Angaben sind nicht vollständig – beachten Sie bitte die Erläuterungen und Hinweise in Abschnitt 2

TRIMIPRAMIN

Antidepressivum

A. Wenn schlafanstoßende W. erwünscht ist, abends höhere Teildosis einnehmen

D. Ein- u. ausschleichend, 25–100 mg/d (ambulant), Therapiedauer allgem. 4–6 Wo.

KI. Erregungsleitungsstör. am Herzen, Komb. mit irreversiblem MAO-Hemmer Tranylcypromin (14 d Behandlungspause), akute Intoxikationen mit zentraldämpfenden AM u. Alkohol, akute Delirien, Engwinkelglaukom

NW. Müdigkeit, Obstipation, Mundtrockenheit, Akkommodationsstör., Blasenentleerungsstör., Herzrhythmusstör.

WW. Alkohol↑ (T.↑), zentraldämpfende AM↑, Sympathomimetika↑, Clonidin↓, Anticholinergika↑; β-Blocker u. Calciumantagonisten u. Nitrate (verstärkte Blutdrucksenkung); Herzglykoside u. Antiarrhythmika (Gefahr von Rhythmusstör.↑), irreversibler MAO-Hemmer Tranylcypromin (schwere NW.)

Diese Angaben sind nicht vollständig – beachten Sie bitte die Erläuterungen und Hinweise in Abschnitt 2

TROSPIUMCHLORID

Anticholinergikum, Spasmolytikum

D. **Oral:** 2–3 × tgl. 5–15 mg, max. 3 × tgl. 45 mg
Rektal: bis 5 × tgl. 1 mg

H. Bei Einnahme höherer Dosen Beeinflussung von Seh- und Reaktionsvermögen mgl.

KI. Engwinkelglaukom, Blasenentleerungsstör. mit Restharnbildung, mech. Stenosen im M/D-Bereich, Tachyarrhythmie, Myasthenia gravis

NW. Mundtrockenheit, Akkommodationsstör., Blasenentleerungsstör., Tachykardie, Abnahme d. Schweißdrüsensekretion

WW. Antihistaminika (anticholinerge W.↑), Neuroleptika (T.↑), tri- u. tetracycl. Antidepressiva (T.↑), β-Sympathomimetika (tachykarde W.↑), Metoclopramid↓ (T.↓)

Diese Angaben sind nicht vollständig – beachten Sie bitte die Erläuterungen und Hinweise in Abschnitt 2

TROXERUTIN

Antihämorrhagikum

D. 1–2 × tgl. 300 mg bis 3 × tgl. 600 mg

H. **AT:** während der Anwendung keine weichen Kontaktlinsen tragen

NW. M/D-Beschw. (s)

Diese Angaben sind nicht vollständig – beachten Sie bitte die Erläuterungen und Hinweise in Abschnitt 2

URAPIDIL

Antihypertonikum (peripherer α_1-Rezeptorenblocker)

A. Regelmäßige Einnahme, morgens u. abends

D. **Initial:** 2 × tgl. 60 mg, schrittweise Dosisanpassung auf 30–180 mg/d in 2 ED

H. Nicht ohne ärztlichen Rat absetzen. Blutdruckmessung im Stehen u. Sitzen

NW. Kopfschmerzen (g), Übelkeit (g), Schwindel (g), orthostatische Dysregulation durch Blutdrucksenkung (s)

WW. Weitere blutdrucksenkende AM (verstärkter Blutdruckabfall mgl.), Cimetidin (U.↑)

Diese Angaben sind nicht vollständig – beachten Sie bitte die Erläuterungen und Hinweise in Abschnitt 2

VALPROINSÄURE

Antiepileptikum

A. Regelmäßige Einnahme

D. **Erw.**: 900–2000 (–2500) mg/d in 2–4 ED
Kdr. u. Kkdr.: 20–30 mg/kgKG/d in 2–4 ED
Ein- u. ausschleichend dosieren

H. Nicht ohne ärztlichen Rat absetzen
Flüssige Darreichungsform: nicht gleichzeitig saure Getränke (z. B. Mineralwasser) o. eisgekühlte Speisen zu sich nehmen

KI. Leberfunktionsstör.

NW. In der Einstellungsphase: Gewichtszunahme, Tremor, vorrübergehender Haarausfall
Anzeichen einer gefährlichen Leberschädigung können sein: Abnahme der antiepileptischen W., Teilnahmslosigkeit, Erbrechen u. unklare Oberbauchbeschw.

WW. Alkohol (Lebertox.↑); enzyminduzierende Antiepileptika z. B. Phenobarbital↑ u. Phenytoin↑ u. Carbamazepin (V.-Plasmaspiegel↓); Antidepressiva u. Barbiturate u. Neuroleptika (Verstärkung der zentraldämpfenden W. mgl.); orale Antikoagulanzien u. ASS (erhöhte Blutungsneigung, bes. bei Kindern), hepatotox. AM (Lebertox.↑)

Diese Angaben sind nicht vollständig – beachten Sie bitte die Erläuterungen und Hinweise in Abschnitt 2

VERAPAMIL

Calciumantagonist

A. Regelmäßige Einnahme

D. 3 × tgl. 40 mg bis 2 × tgl. 240 mg (Retard)

H. Nicht ohne ärztlichen Rat absetzen. Die durch Verapamil bedingte Obstipation kann mit Lactulose behandelt werden

KI. Akuter Herzinfarkt, Herzinsuffizienz (NYHA III u. IV)
Vorsicht bei Bradykardie (< 50/min) und bei Hypotonie (syst. < 90 mm Hg)

NW. Obstipation, Schwindel, Beinödem, Flush

WW. Herzglykoside↑, Cimetidin (V.↑); Antihypertonika – z. B. Diuretika u. β-Blocker u. Nitro-Präp. u. Molsidomin (verstärkte Blutdrucksenkung mgl.); Antiarrhythmika – z. B. β-Blocker u. Amiodaron (AV-Block, Cardiodepression); Ciclosporin (Nephrotox.↑)

Diese Angaben sind nicht vollständig – beachten Sie bitte die Erläuterungen und Hinweise in Abschnitt 2

XYLOMETAZOLIN

α-Sympathomimetikum, Vasokonstriktor

D. **Rhinolog.:**
Erw. (0,1 %): 1–4 × tgl. 1 Sprühstoß/1–2 Tr./ etwas Gel
Kkdr. (0,05 %): 1–3 × tgl. 1 Sprühstoß/1–2 Tr./ etwas Gel
Sgl. (0,025 %): 1–3 × tgl. 1–2 Tr.

H. Nur kurzfristig anwenden (max. 5–7 d)

KI. Kdr. < 2 J. (Selbstmedikation); Rhinitis sicca, Engwinkelglaukom
Vorsicht bei schweren Herzerkr.

NW. **Rhinologika:** Niesen (g), reaktive Hyperämie, Schleimhauttrockenheit
Bei Langzeit-A.: chron. Nasenverstopfung, Schädigung d. Nasenschleimhautepithels (evtl. irreversibel)
Bei topischer A.: systemische W. mgl. mit Hypertonie, Tachykardie u. pektanginösen Beschw.

WW. Tricyclische Antidepressiva (Blutdruck↑)

Diese Angaben sind nicht vollständig – beachten Sie bitte die Erläuterungen und Hinweise in Abschnitt 2

ZOLPIDEM

Hypnotikum, Sedativum

A. Als Hypnotikum erst unmittelbar vor dem Schlafengehen einnehmen

D. **Pat. < 65 J.:** max. 20 mg/d
Pat. > 65 J.: max. 10 mg/d

H. Überhangeffekte mgl., Sturzgefahr bei älteren Patienten

KI. Kdr. < 15 J.; Myasthenia gravis, respirator. Insuffizienz, schwere Leberfunktionsstör., Intoxikation mit Neuroleptika u. Antidepressiva

NW. Kopfschmerzen, Schwindel, Schwäche, M/D-Beschw.

WW. Alkohol (Z.↑), Analgetika (Z.↑), zentraldämpfende AM↑ (Z.↑)

Diese Angaben sind nicht vollständig – beachten Sie bitte die Erläuterungen und Hinweise in Abschnitt 2

ZOPICLON

Hypnotikum, Sedativum

A. Als Hypnotikum erst unmittelbar vor dem Schlafengehen einnehmen

D. 1 × tgl. 7,5 mg bis max. 15 mg/d

H. Überhangeffekte u. Toleranzentwicklung mgl.

KI. Kdr.; Myasthenia gravis, schwere respirator. Insuffizienz, schwere Leberfunktionsstör.

NW. Bitterer bis metallischer Geschmack (g), Benommenheit (g), Mundtrockenheit (g), Schwindel (g), Kopfschmerzen (g), M/D-Beschw. (g)

WW. Alkohol$\uparrow$ (Z.$\uparrow$), zentraldämpfende AM$\uparrow$ (Z.$\uparrow$), Metoclopramid (Z.-Resorption beschleunigt), Atropin (Z.-Resorption verlangsamt)

Diese Angaben sind nicht vollständig – beachten Sie bitte die Erläuterungen und Hinweise in Abschnitt 2

Literatur

Ammon, H. P. T. (Hrsg.): Arzneimittelneben- u. -wechselwirkungen, 3. Auflage Wiss. Verlagsgesellschaft mbH, Stuttgart 1991.

Ammon, H. P. T., Mutschler, E. u. Scholz, H. (1994): Arzneimittelinformation u. -beratung in der Apotheke. Deutscher Apotheker Verlag, Stuttgart.

Arzneimittelkursbuch 96/97. A. V. I., Arzneimittel-Verlags GmbH, Berlin.

Braun, R. u. Schulz, M. (1996): Selbstbehandlung. Beratung in der Apotheke. Herausgeg. von der Bundesapothekerkammer-Arzneimittelinformationsstelle der ABDA. Grundwerk einschließl. 1. Ergänzungs-Lieferung Govi-Verlag, Eschborn.

British National Formulary, Number 33 (March 1997). The Pharmaceutical Press, Oxon, England.

Fabel, G. (1993): Medikation in der Schwangerschaft und Stillzeit. Urban u. Schwarzenberg, München, Wien, Baltimore.

Feldmeier, H., Haupt, E. u. Bock, S. (1979): Die Piktogrammkarte, ein Bild-Wort-Kurzmanuskript für das Patientengespräch. Pharm. Praxis 34, 69.

Füllgraff, G. u. Palm, D. (1995): Pharmakotherapie. Klinische Pharmakologie. Gustav Fischer Verlag, Stuttgart, Jena, New York.

Framm, J., Koch, D., Mehrwald, A., Peters, E., Schoof, K. u. Siegert, M. (1984): Über Auswahl und Differenzierung von Informationen für die Arzneimittelabgabe und Nutzung der Rostocker Piktogrammkarten. Pharm. Praxis 39, 187.

Hardman, J. G., Gilman, A. G. u. Limbird, L. E. (1996): Goodman & Gilman's The Pharmacological Basis of

Therapeutics, 9. Auflage. The McGraw-Hill Companies Inc.
Hamacher, H. (1992): Selbstmedikation. Arzneimittelinformation und Beratung in der Apotheke. Deutscher Apotheker Verlag, Stuttgart.
Heydel, E., Reinecke, C., Richter, H. u. Richter, J. (1983): Taschenbuch Arzneimittelsicherheit. Verlag Volk und Gesundheit, Berlin.
Mutschler, E. (1996): Arzneimittelwirkungen. Lehrbuch der Pharmakologie und Toxikologie, 7. Auflage. Wissenschaftliche Verlagsgesellschaft mbH, Stuttgart.
Scholz, H. u. Schwabe, U. (1994): Taschenbuch der Arzneibehandlung, 10. Auflage. Thieme-Verlag, Stuttgart.
Smečka, V., Neuwirth, O. u. Baumann, D. (1979): Das Piktogramm in der Arzneimittelinformation zur Erhöhung der Arzneimittelsicherheit. Pharm. Praxis 34, 33.
Bundesverband der Pharmazeutischen Industrie (Hrsg.): Rote Liste 1997. Editio Cantor Aulendorf.
USP Drug Information, 16. Edition USPC, Rockville, Maryland 1996.
Fachinformationen und Packungsbeilagen der Pharmazeutischen Industrie.